「80歳の壁」は結局、免疫力が解決してくれる

和田秀樹
奥村 康
（順天堂大学医学部免疫学特任教授）

宝島社新書

はじめに

日本の医療について私が非常に不満に思っている点の一つに免疫学が軽視されていることがあります。

現在（2022年9月）、新型コロナウイルス感染症が蔓延しているため、それにかからないためにということで、さまざまな規制がなされていますし、ワクチン接種も勧められていますが、一つ見落とされている点は「免疫」です。

ワクチンも免疫ではないかと思われるかもしれませんが、ワクチン接種によって敵を見つける能力が上がっても、本人の免疫力が高くないと十分に機能しません。

実際、新型コロナウイルス（以下、コロナ）が弱毒化しているといわれ、重症者数も大幅に減っているのに、亡くなる方はこれまで最高レベルが続いており、ワクチンを3回も4回も打っている人が亡くなっています。

これはどういうことかというと、免疫力が衰えている人が亡くなっているということです。

実は、日本には90歳以上の高齢者がおよそ200万人いて、寝たきり同然の要介護5の高齢者が60万人ほどいます。

その人たちの多くはかなり免疫力が衰えていて、通常の風邪をこじらせたり、インフルエンザにかかったりすると亡くなってしまいます。

その数は毎年1万~2万人といわれています。

コロナだけが特別に怖いわけではないのです。

これは高齢者と日常的に接していると当たり前に経験することです。

病院に来なくなったと思ってしばらくすると、「おじいさん（おばあさん）が亡くなった」と報告がきます。かなり多くの人が風邪をこじらせて亡くなっているのです。

コロナ感染症に対して、自粛を続ける、マスクをする、ワクチンを打つなどさまざまな手段がとられるわけですが、一つ見落とされているのが、免疫を強くして、それに対抗することです。

それがうまくいっている人は、高齢でコロナに感染しても、重症化しなかったり、回復したりしているということです。

逆にうまくいかなかった人は、コロナで亡くなってしまいます。

コロナが話題になる前は、冬場になると、風邪にかからないように、インフルエンザを軽く済ませるようにと、免疫を上げる大切さが語られてきました。ビタミンCなどをとったり、なるべく日光に当たろうというのがその一環です。

ところが、コロナ禍になるとすっかりそれが忘れ去られ、自粛一辺倒のようになってしまいました。

私の臨床経験から、そんなことをすると高齢者の足腰や脳が弱るだけでなく、免疫力も落ちて、かえってコロナが重症化しやすくなるのではないかという懸念が生じました。

そうした経緯があって、今回、日本における免疫学の権威の奥村康先生と対談して本をつくることになりました（対談は8月に行った）。

それが本書です。

奥村先生は、ＮＫ細胞という免疫細胞を世界で初めて同定した世界的免疫学者です。このＮＫ細胞ががんの元になるできそこないの細胞を殺してくれるというのが、今や定説になっています。

実は、私もきちんと免疫についておさらいしたいと思っていました。

一つは精神科の医師として、最近のトレンドである精神神経免疫学をもっと深めるためです。

ストレスが免疫機能を落とすというのは昔から言われてきたことですが、それがどういうメカニズムで起こるのかを知りたいと思っていました。

もう一つは日本ががんで死ぬ人が多い国だからです。

これまで多くの高齢者向けの本で、今の日本の医療が間違っていると主張してきました。それはがんで死ぬ国なのに、心疾患で死ぬ国の健康常識、医学常識が押し付けられているということです。

心疾患や脳卒中で死ぬことを予防するなら、血圧や血糖値を下げ、食べたいものを我慢するというのはある程度理解できるのですが、そういうことは多くの場合、かえって免疫力を下げる可能性があります。

ですから、がんで死ぬ国では、免疫力を高めるために栄養状態をよくして、ストレスを軽減するのが大切だと主張してきたのです。

これらの考えが正しいものかどうかを、奥村先生から学び直してみたいと思いました。

あるいはコロナ対策についても、今の対策ではかえって免疫機能が落ちる可能性についても聞かせていただきたいと思いました。

それ以上に、日本の医学の場合、臓器別の専門分化が進みすぎているわけですが、臓器に対する治療や診断ばかり行われて、心の問題や免疫の問題というような人間全体にかかわることについて、あまりにおろそかになっている気がするからです。

そういう意味で、ほとんどの医者が見落としている視点である免疫機能の意義を再認識するべきだと私は信じています。

これから読み進めていただく本書の中で、私自身、奥村先生からいろいろなことを学ぶわけですが、T細胞、B細胞、NK細胞の基本的な違いと機能から免疫機能を落とさないために何ができるかまで、知識のうえでもこれからの健康のためにも、貴重な話をたくさん聞かせていただきました。

それ以上に奥村先生の唱える、検査数値にとらわれすぎると、かえって健康を損ねる話やタバコにも効用があるなどの話は、私が長年、非常に多くの高齢者を診てきた臨床経験とピタリと一致する話がほとんどでした。

免疫力が保たれれば、高齢者には命取りになるコロナなどの感染症に強くなるだけでなく、がんの予防にもなります。

元気でい続けるためには、とても大事なことばかりです。

奥村先生は今年80歳になられるのですが、本書でもわかるようにとても頭脳も明晰で、しかもお元気そのものです。やはり自然体の生き方が免疫にいいし、頭脳にもいいのだろうと痛感させられる人です。

本書を通じて、同じように80歳の壁を超えて、それ以降も元気でいられるヒントをつかんでいただければ著者として幸甚この上ありません。

2022年9月

和田秀樹

目次

第二章 免疫力は生命力

第三章　がん予防とNK細胞

第四章　ストレスと免疫

第五章　免疫力のための生活習慣

第六章　食と免疫力

第七章　免疫力を下げないための生き方

カバー・帯デザイン／bookwall
本文DTP／一條麻耶子
構成／大友麻子
イラスト作成／オフィスアント

第一章　新型コロナと免疫力

風邪をこじらせて死ぬ人たちがいる

和田　新型コロナウイルス感染症の感染拡大が騒がれてから、はや3年近くが経《た》とうとしています（2022年8月現在）。日本は第7波が異様な感染力を見せましたが、一方でPCR検査では陽性になっても無症状、という人も少なからずいたようです。感染しても無症状の人と重症化してしまう人がいるわけです。

普通の風邪でも、ちょっと熱が出たとか鼻水が出たといった症状だけで治る人がほとんどですが、一方で亡くなる人も一定数います。要介護5の人などを中心に、床ずれが悪化した、誤嚥《ごえん》によって肺炎になったというような理由と並んで、風邪をこじらせただけで亡くなってしまう人たちが大勢いる。例年、インフルエンザに関連して亡くなる人が1万人程度いるのは有名な話です。

奥村　どのようなウイルスでも、そのリスクは個人で大きく違いますからね。

和田　コロナウイルスも同様ですね。ほとんどの人には命に別状のないようなウイルスでも、それがきっかけとなって命を落とす人はいます。いくらワクチンを打ったところで、風邪ウイルスの一種である新型コロナウイルスで亡くなる人をゼロにすることができないのは当然といえば当然です。コロナによる死者をゼロにしようとするのは、風邪にかかる人をゼロにしようということと同じくらい無理なことですし、その無理なことを目指そうとすると、非常にムダなこと、むしろ多くの人の健康にとってマイナスになってしまうような無茶をするしかなくなります。このところ、その弊害に気づいた人が多くなってきているとは思うのですが。

奥村　そうですね。やはりコロナ程度のウイルスで亡くなる方というのは、世界どこの国も共通で、高齢の方と基礎疾患のある方、そして経済的な要因というのが背後にあるわけです。常日頃、きちんとした医療サービスを受けられる環境で育ってきた方とそうでない方とでは、やはりリスクが違ってきてしまう。そこは動かしがたい現実としてありますね。

和田　諸外国と比べて、日本はこの手の弱毒ウイルスに対して不利な点があります。というのも、日本には今、90歳以上の人が200万人いるわけです。そして、要介護5というほぼ寝たきりの人が60万人もいる。そういう人たちは、これまでも風邪をこじらせて亡くなってきたわけでしょう。それなのに、なぜかコロナでは誰も死なせてはいけないというようなスタート地点に立とうとする。それは無理があると思います。

結局のところは、加齢や基礎疾患の有無、栄養状態のよしあしといったようなことが、免疫力の差となって明暗を分けていると考えるべきですよね。

奥村　もちろん免疫だけの話ではありませんが、当然その部分は大きいと言えるでしょう。

自然免疫と獲得免疫

和田　そもそも免疫というのは何なのか、ということから簡単にご説明いただけますか。体に備わっている自己防衛の力というイメージは、多くの人に共有されているとは思うのですが。

奥村　簡単にいうと、免疫の主役は「白血球」です。白血球とは血液中にある免疫細胞の総称で、さまざまな免疫細胞から成り立っています（次ページの図参照）。これらの免疫細胞は、もとから体内にある「自然免疫」を担うものと、感染したり、ワクチンを接種したりすることで得られる「獲得免疫」を担うものの2つに分けられます。

和田　コロナワクチンの役割も、コロナウイルスに対する免疫を獲得させるためのものということですから、「獲得免疫」を担う免疫細胞に対して作用するわけですね。

奥村　そうです。これらの獲得免疫を担う免疫細胞は血液中のリンパ球に存在しているB細胞とT細胞です。リンパ球には非常に重要な免疫細胞が集まっていて、もとから体に備わっている自然免疫を担うナチュラルキラー細胞（以下NK細胞）もリンパ球にあります。

免疫細胞の種類と特徴

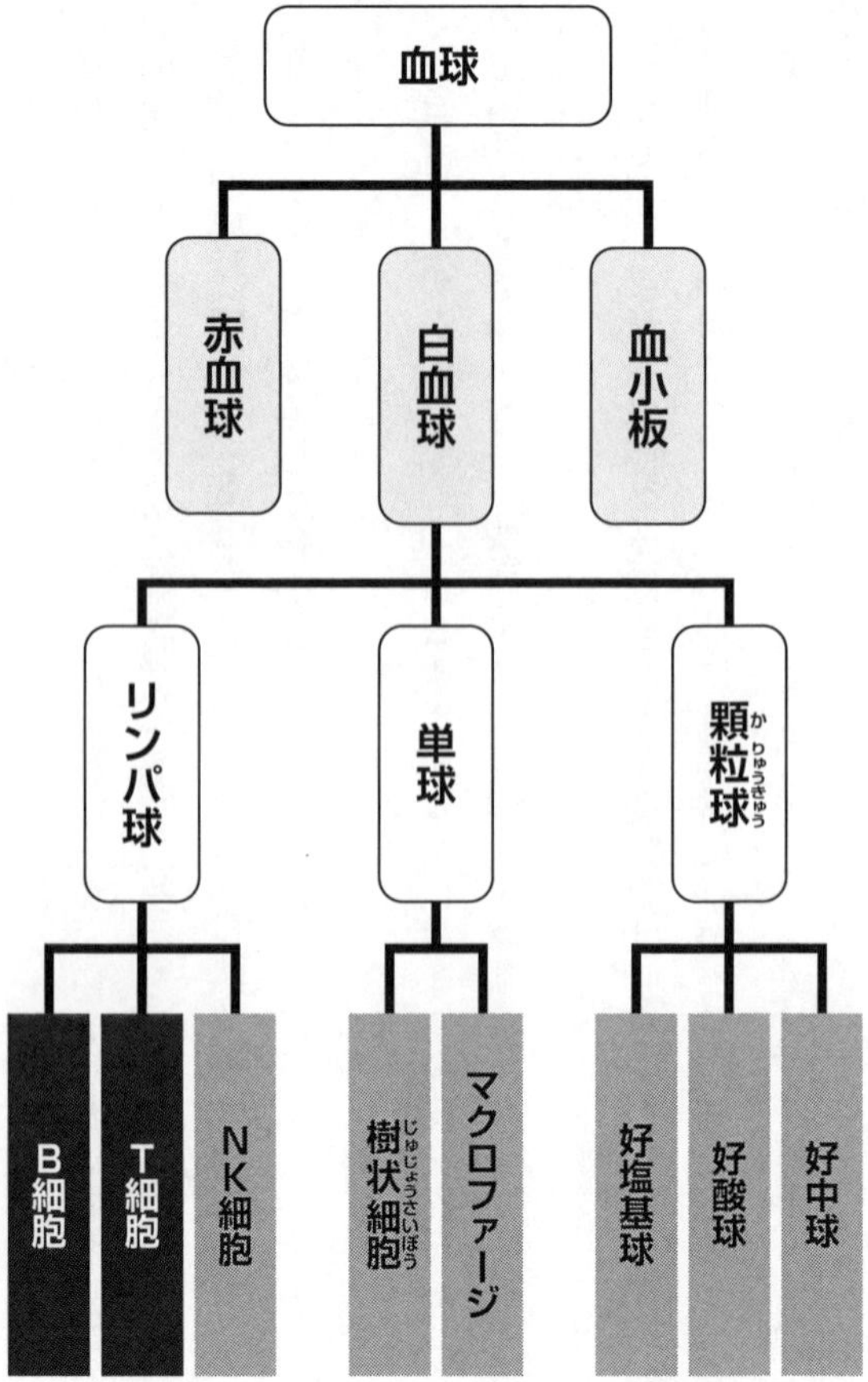
血球
赤血球
白血球
血小板
リンパ球
単球
顆粒球《かりゅうきゅう》
B細胞
T細胞
NK細胞
樹状細胞《じゅじょうさいぼう》
マクロファージ
好塩基球
好酸球
好中球
自然免疫
獲得免疫

和田　同じ獲得免疫を担う免疫細胞でも、B細胞とT細胞はそれぞれに役割が違うわけですよね。

奥村　B細胞は「抗体」をつくり出す免疫細胞です。B細胞がつくり出す免疫グロブリンというタンパク質が抗体となって敵（ウイルスなどの異物）を攻撃します。たとえるなら長距離や近距離のミサイルをバンバン撃つようなスタイルで、敵と認識した異物を抗体というミサイルで攻撃します。自分から、のこのこと出かけていって敵と戦うのではなく、抗体というミサイル攻撃をするのですから、やや洗練された戦闘スタイルだといえますね。

しかし、こうしたミサイル攻撃だけでは敵を完全に倒すことはできません。最終的には地上軍が接近戦でウイルスを殲滅《せんめつ》するのですが、その地上軍にあたるのがT細胞です。

T細胞のなかには、B細胞に対して指令を出す役割を担うものもいます。地上戦で敵を直接攻撃するT細胞を「キラーT細胞」、B細胞に対して抗体というミサイルをつくるように指令を出すT細胞を「ヘルパーT細胞」といいます。確実に敵を殲滅するにはこれらのT細胞の存在が不可欠です。ミサイル攻撃（抗体）と地上軍（キラーT細胞）による攻撃――この2つを理解すると免疫細胞の働きがよくわかると思います。

ところで、T細胞やB細胞が出動するときは、すでに発症して症状が出ている状態です。いわば〝戦闘状態〟に陥っているため、熱が出たり体に痛みが出たりといった反応が起きるわけです。

B細胞、T細胞の働きに比べると自然免疫を担うNK細胞の攻撃力はきわめて小さいものです。B細胞やT細胞を「軍隊レベル」だとするとNK細胞は「警察官レベル」です。しかし平時にこそ、その存在感を発揮するのが警察官です。普段は、NK細胞が世の中の平穏を守る警察官のごとく体内をパトロール活動し、外から入ってきた病原体や日常的に生まれるがん細胞などを日々やっつけているわけです。このB細胞、T細胞とNK細胞の働きの違いなどについては、あとで

免疫には自然免疫と獲得免疫の2つがある

感染やワクチン接種で得られる

生まれたときから備わっている

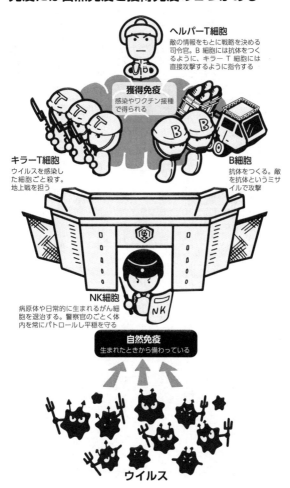

もう少し細かく説明します。

命を脅かさないウイルスの記憶はすぐに忘れる

和田　今回の新型コロナウイルスなどのワクチンは、獲得免疫を担うB細胞に働きかけるものだと理解していいのですよね。

奥村　そうです。艦砲射撃のような攻撃力（＝抗体）を獲得させるためのワクチンです。ただ、最終的には地上戦を担うT細胞が十分に機能しないとウイルスを完全にやっつけることはできないので、抗体をつくるだけでは感染し、症状が出てしまうということがあるわけです。また、獲得免疫を担う免疫細胞（B細胞、T細胞）が敵の顔を記憶している期間が非常に短いという問題もあります。

そもそも、ワクチンというのは仮想敵（ウイルスなど異物の代役）のようなものです。体内に注入しこれがロシアだよ、アメリカだよ、これが狙うべき敵だよ、といった具合に免疫細胞に敵の顔を記憶させ、軍事訓練（抗体をつくるなど）をさせるのがワクチンなのです。ところが敵のなかには免疫細胞にしっかりと記憶されるものと、あっという間に忘れ去られてしまうものとがいるのです。
命に危険を及ぼすような敵、たとえば麻疹《ましん》（はしか）や百日咳《ひゃくにちぜき》のウイルスなどは、一度免疫細胞がその顔を記憶するとまず忘れない。ですからワクチンの効果は一生続きます。ところが、命と関係のないような敵の記憶はすぐに忘れ去られてしまうのです。

和田　インフルエンザもそうですよね。

奥村　インフルエンザウイルスに対する免疫細胞の記憶は、そこそこ維持されます。異なる種類のインフルエンザにはかかってしまいますが、同種のウイルスに対しては4、5年ほどワクチンの効果が持続します。
それよりももっと簡単に忘れ去られてしまう敵が新型コロナウイルスでしょう。命を脅かさないレベルのウイルスなので、免疫細胞はあっという間にその顔を忘れてしまうのです。

たとえば、みなさんは通勤中の電車に乗っていて正面の席に座っていた人の顔をずっと覚えていますか？　おそらく会社に着いた時には完全に記憶にないのではないでしょうか。その瞬間は覚えていたとしても、電車を降りて歩き始めた頃にはすでに忘れてしまっていたはずです。

その程度の存在感しかない人をなんとか記憶に残そうと、見えやすい場所に入れ墨を入れてみたりするような工夫をほどこして特徴をつくり、印象づけようとしたのが、今回開発されたコロナワクチンです。ところが、そんなふうに敵を印象づけたとしても、免疫細胞のほうは数カ月で忘れてしまうようです。3回打とうが4回打とうがすぐに忘れてしまう。命に関係のないウイルスに対しては記憶が簡単に薄れてしまうのが免疫細胞の習性ですから、これはどうしようもないことだと思います。

政府のコロナ対策で免疫力はガタ落ち!?

和田　奥村先生はコロナワクチンの効果をどの程度認めておられますか？

奥村　もちろん、B細胞にウイルスの顔を記憶させて攻撃力を高める（抗体をつくる）ことは大切だとは思いますよ。ただ、すごく意味があるのかというとそこは疑問です。「まあ、打っておいたほうがいいかもしれないね」という程度でしょうね。基本的に命に関わらないウイルスなわけで、免疫細胞にすぐに忘れ去られてしまうレベルでしか記憶されないのですから。

和田　そうなんですよね。ワクチン接種がそのレベルの効果しかないということを政府は明らかにすべきでしょう。そのうえで、打つか打たないかは本人の判断に任せればよいのだと思います。

　ところが、これまでの政府のコロナ対策は、とにかくワクチン一本槍。「ワクチンを打て、打て」の大合唱で、ワクチン以外で免疫機能の働きをどう高めるかということについてはあまりにも無頓着でした。

無頓着どころか、むしろ免疫の働きを下げるような対策ばかりを国民に押し付けてきたと思います。私たちは家に閉じこもって人とも関わらないでマスクで顔を隠して……ひたすら我慢を強いる生活を送らされてきました。

外気や日光を浴びる、運動をする、栄養をたっぷりとる、人と触れ合って心身をリラックスさせるといったような、健康的な暮らしのために先人がずっと大切にしてきたようなことがまるっきり無視されて、ワクチンと行動制限しか打つ手がないというような有様でした。その結果、免疫力がガタ落ちした人が大勢いるように感じています。

コロナ感染がようやく落ち着いた頃には、世の中の人々の免疫機能はすでにボロボロ……ということになりかねないのではないかと危惧しているのですが、いかがでしょうか。

奥村　その観点で言うならば、生きている限り免疫機能は基本的にはほぼ下がることなく持続します。私は以前、人は３００歳くらいまで生きても免疫力が持続するという研究報告を出したことがあります。何が言いたかったのかというと、300歳に達した時点で果たして免疫力が下がるかどうかなんて誰にもわかりませんから、人間は生きている限り免疫力がほぼ持続する、ということを明らかにしたかったわけです。

たとえば、110歳の人にインフルエンザのワクチンを注射しても、十分に効果を発揮するのはなぜか。もしも110歳の人の免疫力がひどく低下していれば、ワクチンを打ったところで抗体をつくるなどの免疫反応は起きず、ワクチンの効果は発揮されないはずなのです。しかし十分に効果が出る、つまり免疫力は持続しているということです。免疫機能は人間の生存に不可欠かつ基礎的なものなので、免疫の働きは人生の終わりの瞬間まで持続するのだと思われます。

ただ一方で、加齢やさまざまな要因で下がりやすい免疫細胞もあります。その代表格と言えるのが自然免疫を担うNK細胞なのです。

和田　攻撃力の高い免疫細胞ではなく、平時の警察官的な働きをする免疫細胞ですね。

奥村　そうです。平時にいつも体内をパトロールしているわけですから、いざ戦闘というときにだけ出動するT細胞やB細胞と比べると、働いている時間は一番長いのです。

和田　このNK細胞がしっかりとよい仕事をすれば、日々体内で発生するがん細胞もやっつけてくれるし、外から入ってきた病原菌も悪さをする前に体内から追い出してくれるのですから、日頃からNK細胞を活性化しておくことは重要というわけですね。

免疫力＝NK細胞の活性を維持する

和田　NK細胞を活性化しておくことが免疫力を上げることにつながる、という理解でよろしいですか。

奥村　正確に言うならば、免疫力は自分の力で上げられるものではありません。

生命の維持に関わる非常に基本的な機能のため、何かをすることで大きく上下するようでは困りますからね。

ただし、下がらないように気をつけるべきことはあります。そこが重要です。よく「免疫力をアップ」と謳っているものがありますが、正確には、「免疫力を下げないためにできること」とすべきでしょう。

加齢などの影響を受けることなく生涯にわたって免疫力が持続するT細胞やB細胞と比べて、NK細胞は加齢や自律神経の乱れなどによって影響を受けやすいということがわかっていますから、その点に気をつけることは大切です。その意味では、不規則な生活や過度なストレスはNK細胞の大敵だということが言えるでしょう。このあたりは和田先生の専門になりますね。

和田　ストレスはもちろんよくありません。基本的にNK細胞の活性はうつ病になったときにドンと落ちますから。うつ病というのは、精神的ストレスや身体的ストレスなどが原因で、脳がうまく働かなくなっている状態です。このとき、N

K活性もひどく落ちているといわれています。
ですが、まったくストレスのない状態というのも、それこそ無菌状態に置かれると免疫力が低下してしまうというようなことと同じで、それはそれであまりいいものではありません。

奥村 確かにそのとおりですね。ストレスにもよいストレスと悪いストレスがあります。自分では逃れようのないパッシブな（受け身の）ストレスにさらされるとNK細胞の活性がぐっと低下するのですが、逆に、戦うときのアグレッシブなストレスはアドレナリンが分泌されてNK細胞の活性化にもつながります。
動物実験などでも、完全にストレスゼロの状態にしてしまうと、動物は割と早死にしてしまうということがわかっています。多少のストレスや異物による刺激などがあるほうが、人間の体にある「修復機転」というものが働きます。鍼《はり》とか灸《きゅう》などは、ちょっと体をいじめることでこの修復機転を引き出そうとしているわけですから。

和田　ラジウム温泉なども同じでしょうね。わざわざ放射線を浴びに行くわけですから。ところで、日本人はラジウムの放射線は体によくてウランの放射線は体に悪い、みたいな混乱があるようなのですが、化学現象と違って、どこから発しているものだろうと物理現象である放射線は放射線であり、要は線量で危険度が決まってくるわけです。つまり、適度であれば放射線は修復機転で対処できるということでしょう。

"受け身のストレス"がＮＫ活性を下げる

奥村　一方で、体にとって非常に有害なパッシブなストレスとしてわかりやすい例が、母親が突然子どもを奪われたケースです。母親マウスから子どものマウスを奪ったりすると、母親マウスのＮＫ細胞の働きがドーンと下がります。あるいは、狭いところに閉じ込められたりしても、マウスのＮＫ活性は一気に下がります。

日本で新型コロナウイルスが騒がれ始めたのも、クルーズ船の乗客に感染者が出た時でした。あのとき、乗客たちは長らく船内に閉じ込められたでしょう。あのような対応が乗客のみなさんのＮＫ活性を大きく下げたのではないかということは容易に想像がつきますね。

もう一つ深刻なのが、そうした強いストレスは、近くにいるとうつってしまうことです。これは動物実験で明らかになっている科学的ファクトです。ストレスでＮＫ活性が落ちたマウスの隣に別の元気なマウスを置いておくと、そのマウスもどんどんＮＫ活性が落ちていくんです。

和田　だから、社会全体がストレスフルになると免疫力を全員で下げ合うということになってしまうわけですよね。まさに今回のコロナ禍での自粛の大合唱がいい例でした。

コロナ自粛によって抑うつ状態が強まった人を、私は「コロナうつ」と呼んでいますが、２０２１年に入ってから、その傾向にある人が増えたように感じています。とくに高齢者に顕著ですが、高リスク者だからといって家に閉じこもる生活を強いられた結果、刺激もなくなり、人との関わりも激減して無気力になってしまった。さらに筋力が一気に落ちてフレイル（加齢により心身の状態が虚弱になる状態）が加速し、より一層無気力になってしまうという負のスパイラルが目立ちます。こんな状態ではNK細胞が活性化するわけもなく、免疫力はますます低下してしまう一方でしょう。

逆にアグレッシブなストレスは、奥村先生がおっしゃるとおり、そう悪いものではないと思います。「何くそ」と思って前向きに頑張ろうとするパワーになるわけですからね。

「寄生虫博士」としても知られていた東京医科歯科大学名誉教授の藤田紘一郎先生は「清潔はビョーキだ」と喝破しておられましたよね。今のような、事あるごとにアルコールで消毒するという生活スタイルが習慣化してしまったら、免疫にとってはマイナスだと思います。無菌というか、あるべき常在菌まで消し去ってしまうような状態ですから。

奥村　感染症の専門家はそれしか言いませんからね。とにかく手を洗えと、そればかりですね。

和田　アグレッシブなストレスが多少は必要であるのと同じように、ウイルスが入ってきたとしても免疫の力で対応できるようにしておくためにも、ソーシャルディスタンスだのマスクだのと防波堤をつくるような対策に終始して、人々を無菌状態にしておくことはよろしくないと思うわけです。免疫の力で自分を強くするということの重要性が、今こそ見直されるべき時ではないでしょうか。

ところが、免疫＝ワクチンだと勘違いしている人があまりに多すぎる。ワクチンで活性化されるのは主に獲得免疫を担うＢ細胞だけですから、常時働いてもらうべきＮＫ細胞の重要性について、もっと考えてほしいんです。

「脱・真面目」が日本を救う

奥村　日本のコロナ対策でいうと、今（2022年8月）もまだマスクが手放せないという人も多いようですが、このマスク対策に、どれくらいの効果があるのかないのかを検証したデータは日本にはありません。データもないのに、みんなマスクをしていないと電車にも乗ることができない、といった空気の中で暮らしていますね。

和田　科学的じゃないですよね。

奥村　行政に言われたからやる。みんながやっているからやる。でも、やれと言っている側も、何かの根拠があって言っているわけではありません。日本人が全員マスクをしなかったらどれくらいの感染拡大が起きていたのか。あるいはマスクをしたことで、どれくらい感染を予防できたのか。誰もわかりません。

デンマークではマスクの感染予防効果に関する調査が実施されました。コペンハーゲン大学病院が、マスクを着用した人たちとマスクを着用しなかった人たちを対象に新型コロナ感染の状況を調査したのです。すると、マスクを着用した人たちの感染率は1・8%で、着用しなかったグループは2・1%という結果になりました。統計学上、ほぼ有意差（統計的に意味のある差）がないという結果が出たわけです。

和田　結局のところデンマークに限らず、欧米のほとんどの国で、マスクを外すのはもちろんのこと、会食も自由になりました。そうした行動のベースには、コロナウイルスは風邪ウイルスの一種なのだという結論があったのだと思います。日本だけが状況に応じて柔軟に対応できず、いまだに同調圧力の中でマスクを手放せず、無菌状態に自ら追い込んでいるという、かなり悲惨な状態にあると思うのですが。

奥村　日本人は真面目なんですよね。ところが、真面目な人ほどストレスを溜《た》めやすい。そしてアグレッシブでない、自分でも如何《いかん》ともしがたい状況に置かれた際のパッシブなストレスが免疫力を下げてしまうのは、先ほどからご説明しているとおりですね。

基礎的な機能として人間に備わっている免疫の力を信じて、もっと脱・真面目になってくださる人が増えることを願うばかりです。その意味では、こんな本を読んで真面目に免疫力をどうにかしようと思っている方にこそ、脱・真面目の大切さをお伝えしたいと思っています。

第二章　免疫力は生命力

免疫機能をおろそかにする日本の医療

和田　免疫力というのは、内臓や筋肉などと違って目に見えるものではないため、なかなか普段その存在を実感することができませんが、私たちの生命活動には欠かせないものですよね。

奥村　免疫システムが機能しなくなったら人間は2週間と生きられませんからね。私たちが普段生活している場所は、目に見えないウイルスや細菌で溢《あふ》れています。私たちの体をそうした異物から守っているのが免疫システムですから。

とはいえ、免疫というのは目に見えないから説明が難しい。免疫だけでなく、神経と内分泌も同じです。目に見える臓器や筋肉と違って形がありません。たとえば膵臓《すいぞう》を見せて、ここからホルモンが分泌されているのだと説明したとしても、その内分泌の働きを目で見ることはできません。脳を取り出してみても、それが東大理Ⅲに入れる頭脳なのかどうかとか、その神経の働きは目で見ることはできないでしょう。

しかし、免疫・神経・内分泌という目には見えない３つが連帯することで、私たちは生命活動を維持しているわけです。

会社でたとえるならば、神経・内分泌・免疫の３つは取締役会と言えます。たとえば、デパートに行っても、お客さんの側からデパートを経営する取締役会の存在は見えませんよね。お客さんの目からはネクタイ売り場や食器売り場など、個別の売り場やスタッフしか見えないわけですが、取締役会が機能しなくなるとそのデパートは潰れてしまいます。そうした見えない部分が体においても非常に大事なのです。そこが全体を動かしているわけですから。

和田　まさにそうですね。ところが、今の医学の根本的な欠陥とも言えるのが、大学病院に象徴される臓器別診療だと思うのですが、この臓器別診療は今の例でいえば取締役会を大切にしようとせず、営業部だとか広報部だとか経理部だとか、そういった個別の部署を強くしようとするものです。個別の部署（臓器）を強くすれば、会社組織（体全体）が強くなるという錯覚をしているのが今の医療ではないでしょうか。呼吸器内科も消化器内科もあらゆる診療科が、すべての臓器は神経・内分泌・免疫の3つに支配されているということを忘れている。だから、個別の臓器の数値だけを見て、患者さんというトータルな人間の心身の活動を見ようとしません。自分が専門とする臓器の数値を正常化することにばかりこだわり、強引な治療や投薬によって心身の別の部分にダメージを与えることになっても頓着しない、というような医師がいまだに少なくありません。

奥村　おっしゃるとおりだと思います。臓器別診療では自分の専門領域しか診ていないという弊害は明らかにあります。もちろん、専門領域は大切なのですが、免疫・神経・内分泌というのは体全体を見ようとしなければわかりませんから。

和田　それなのに、その3つが臓器別診療の支配下に長いこと置かれてきたことが、日本社会がいかに免疫や神経の役割に無頓着だったかという現れのように感じています。

免疫細胞は3つのグループに分類される

奥村　そもそも免疫機能というのは、自分の体の中に本来あるべきではない異物を追い出そうとする能力のことです。これまでに述べてきたT細胞やB細胞、あるいはNK細胞というのは白血球のリンパ球系グループに属する免疫細胞なのですが、リンパ球系のグループ以外にも単球や顆粒球のグループに分類される免疫細胞が白血球には存在しています。

単球系グループにあたるマクロファージや樹状細胞は、体内に入ってきた異物を食べて排除することができるのに加えて、体の中の異常をリンパ球に伝えることで「これまでになかった異物」を識別させて、攻撃対象をリンパ球系免疫細胞に認識させる役割も担います。顆粒球系グループには殺菌作用のある好中球などの免疫細胞が存在しています。好中球は細菌などの外敵に対し強い貪食能力を持ち、体内の有害物質を除去します。

そしてT細胞、B細胞、NK細胞などのリンパ球系免疫細胞は、がん細胞やウ

免疫細胞の種類と特徴

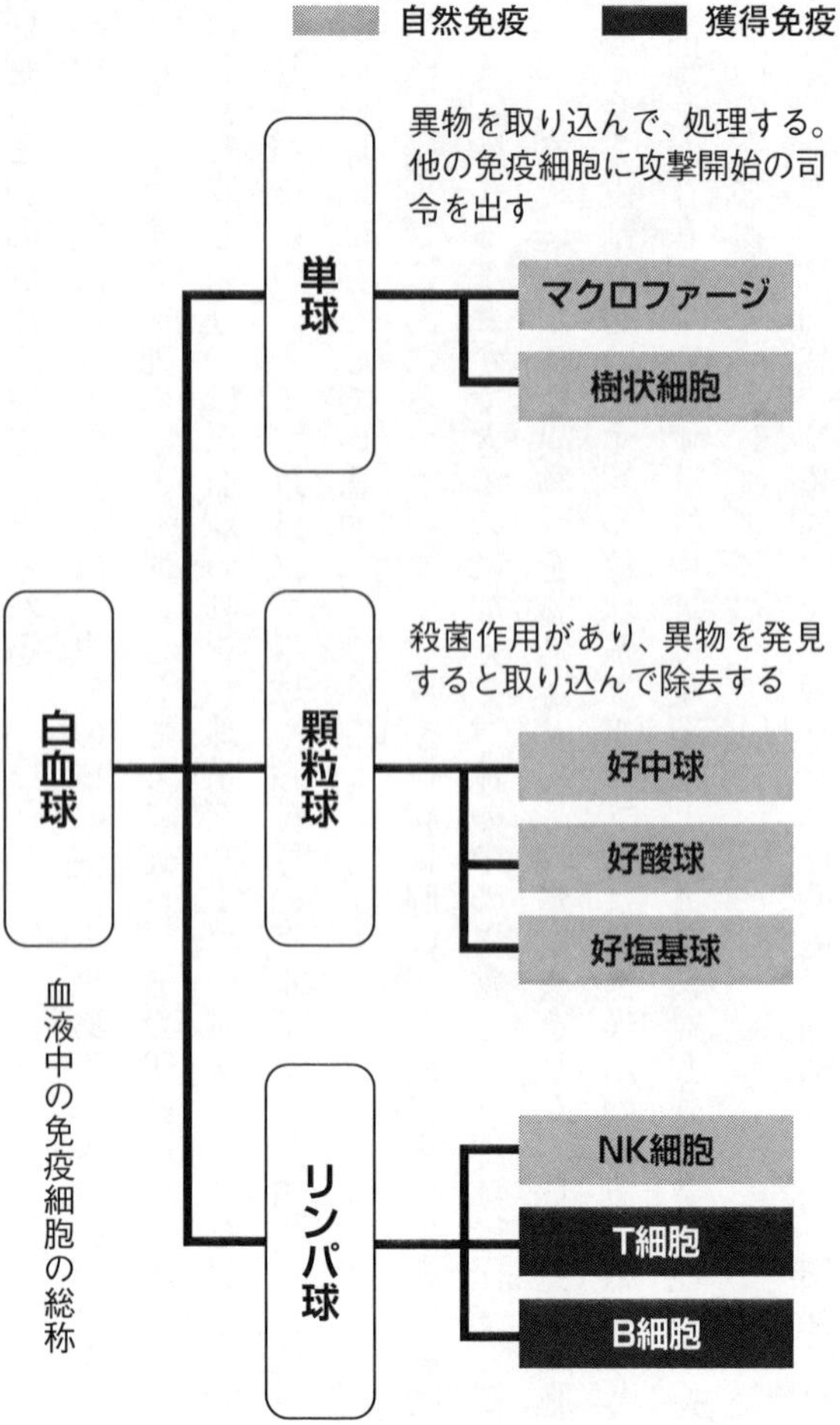
自然免疫
獲得免疫
異物を取り込んで、処理する。他の免疫細胞に攻撃開始の司令を出す
単球
マクロファージ
樹状細胞
殺菌作用があり、異物を発見すると取り込んで除去する
白血球
顆粒球
好中球
好酸球
好塩基球
血液中の免疫細胞の総称
リンパ球
NK細胞
T細胞
B細胞

イルスを排除する役割を担っているわけです。

自律神経と免疫の関係

和田　このリンパ球系免疫細胞に分類される、とりわけＮＫ細胞の活性が人間のストレスや加齢などによって影響を受けやすい、ということになるわけですよね。

奥村　そうです。ちなみに先ほどよいストレスと悪いストレスがあると言いましたが、ストレスが免疫機能全体に与える影響も小さくありません。アグレッシブな気持ちになるストレスも時に必要ではあるのですが、アグレッシブな状態がずっと続いてしまうと人間の自律神経は乱れてしまいます。自律神経が乱れて特定の免疫機能だけが働きすぎてしまうと、それも体にとっては有害です。緊張とリラックス、神経のオンオフのリズムが大切なのです。

興奮やストレスなどで交感神経が緊張すると白血球の中の顆粒球が増えます。一方、リラックスして副交感神経が優位になるとリンパ球のほうが増えていきます。健康な人は顆粒球が60％、リンパ球が40％くらいの割合になっているといわれます。ところがストレスを受け続けて顆粒球が多くなりすぎると、風邪や口内炎、潰瘍性の胃炎や突発性難聴といった炎症を伴う病気にかかりやすくなると考えられています。リンパ球の割合が下がることでＮＫ細胞も少なくなってしまうので、風邪をひきやすくなったり、がんの発症率を高めることにもつながるのです。

一方で、副交感神経の優位が続いてしまうとリンパ球が働きすぎることになります。獲得免疫を担うＴ細胞、Ｂ細胞が増えるのだから喜ばしいことでは？と思うかもしれませんが、過ぎたるはなお及ばざるがごとし。Ｔ細胞、Ｂ細胞が増えすぎると異物を排除しようとする働きが過剰となり、アレルギー反応などが誘発されやすくなるため、決して体によいことではないのです。アトピー性皮膚炎や喘息といったアレルギー反応、あるいはリウマチや腎炎などの症状は、リンパ球系免疫細胞の働きが強すぎて起きる自己免疫疾患と呼ばれる病気です。自己免疫疾患には難病も少なくありません。

和田　交感神経と副交感神経のバランスが非常に重要なんですね。

奥村　免疫学者の安保徹先生がしばしば指摘しておられたことですが、病気の7割は自律神経の交感神経の緊張が原因だといわれています。私たちの体というのは、自律神経と連動するさまざまな免疫細胞が絶妙に応答しながら機能することで、免疫応答システムとして維持され、ありとあらゆる外敵から守られているのだということがわかります。

和田　つまり、それくらいに神経や免疫が人間の体に及ぼす影響は大きいということですね。それなのに、心の問題や免疫力を蔑《ないがし》ろにして、個別の臓器しか診ずに数値だけで正常だの異常だのといった判断を押し付けてくる医者があまりにも多い。これが多くの日本人のストレスの原因になっているとさえ思いますよ。人を健康にするための医療が、逆にストレスを与えて人の免疫力を下げている。真面目に医者の言うことにしたがって、コレステロール値や血圧を下げるために薬を飲みまくっている人には、ぜひ、自分の神経や免疫の働きに目を向けてほしいものです。

徹底的に体内を見つめている免疫細胞

奥村　ところで、〝外からの異物を排除する〟と聞くと、免疫細胞というのは外敵を常に見張っているものだと考える人が少なくないのですが、それは少し違います。リンパ球系の免疫細胞などは徹底的に体の中を見つめている存在です。体の中はどういうものなのかということを覚えるのが免疫細胞の基本的な役割。外敵を見張っているのではなく、体内の状況に常に目を光らせているわけです。

先ほどは体を会社組織にたとえ、免疫や神経、内分泌は経営を司る取締役だと説明しましたが、体をデパートの店舗と考えるならば、免疫は店長のような存在です。店長はお客さんを見ているわけではありません。そこで働いている一人ひとりの店員の顔だけを見ているのです。

よい店長は店員のささいな変化も見逃しません。いつも元気なネクタイ売り場の店員が今日はなんだか悲しい顔をしている。あるいは、婦人服売り場の店員がなんだかイライラした様子だ――。そのような異変に気づくや否や、店長はすぐさまその店員のもとに駆けつけて、その異変を解決しようと動きます。外敵を見ているのではなく、自分の内側の変化を見つけて反応するのが免疫細胞の本質だということを理解していただきたいと思いますね。

和田　自分の体の内側をしっかりと見ている頼もしい存在なのだけれども、普段は意識されることがほとんどありませんね。

奥村　そうですね。先ほども話したように臓器や筋肉のように目に見えるものではありませんから。筋肉であれば、たとえば私と元横綱の朝青龍との筋肉の差は目で見るだけで歴然と違いがわかるのですが、免疫の働きというのはなかなか数値化するのが難しいものです。

コロナで生死を分けるのはT細胞だった?

和田　とはいえ、免疫力の差で風邪レベルのウイルスでも重症化する人と無症状の人とがいるわけですから、今回のコロナウイルスの感染拡大によって免疫力の重要性が広く可視化されてきたように思います。とくに、初期のコロナ対策においては、比較的軽症者が多かったアジアと重症化する人が相次いだ欧米との差異が注目されました。その差異の原因はいったい何だったのか。「ファクターX」なるものがいまだに解明されていません。一説には、欧米の人と比べるとアジアの人のほうが日常的にたびたび風邪をひいていたため、風邪ウイルスに対する免疫があり、それがコロナウイルスにも一定の免疫力として働いたのでは、といったことが言われたりしています。真偽のほどはわかりませんが、免疫というものを考える一つのきっかけにはなりました。

奥村　やはり私はどこの国においても、まともな医療を受けることのできない経済的な困難を抱えた層に、重症者や死亡者が圧倒的に多かったように感じていますが……。一方で、日本ではあまり行われていないことですが、アメリカではコロナで亡くなった人を解剖して調べており、その結果、亡くなった人たちに共通の特徴として、どうやらT細胞の働きに障害があるようだ、ということがわかってきました。抗体というミサイルをつくり出し艦砲射撃するタイプのB細胞ではなくて、地上軍として敵と直接戦うT細胞ですね。わかりやすく言うと、この地上軍の働きに支障があった場合に、どうも重症化して死に至ることが多いようだという論文が出てきています。

和田　そもそも、自然免疫を担う警察官的なNK細胞と違って、獲得免疫を担う軍隊的なT細胞やB細胞は、それこそ110歳までその能力はほぼ維持される、というご指摘もあったわけですが……。

奥村　免疫細胞の働きは維持されていればいいというだけでなく、適度な強さであることが重要です。先ほども話したように軍隊（獲得免疫）の働きが強すぎてもまた病気になるわけです。免疫が強くなりすぎて自分の正常な細胞を攻撃してしまう場合がある。たとえば、軍隊にあまりにも軍事予算を与えすぎてしまうとクーデターが起きたりするわけでしょう。クーデターというのはつまり、外敵ではなく自分の体に対する攻撃です。それがアトピー性皮膚炎や腎炎、あるいはリウマチや喘息などの自己免疫疾患。自己免疫疾患とは、免疫が反乱を起こすクーデターなわけです。

その意味では、本来は軍隊などいないほうがいいと思うかもしれませんね。しかし、完全にいなくなってしまうと感染症と戦えなくなりますから適度な強さで外側から侵入した敵に対してだけ戦ってくれればいい。そこが免疫の難しさなんですね。働きが弱いと人は生きていられません。でも働きすぎてしまうと自分の体を攻撃して病気になり、やはり寿命を縮めてしまう。とはいえ、免疫が働きすぎている場合は、明日、明後日に死ぬということではありませんが。

和田　だから自己免疫疾患の人は、免疫の働きを抑える薬を飲んでいるわけですよね。

奥村　そうです。ですからT細胞もB細胞も通常は活性が高い状態が維持できるのですが、リウマチなど自己免疫疾患のためにステロイドホルモンを飲んでいたり、抗がん剤治療などを受けていたりすると、T細胞もB細胞も活性が下がります。そのため感染症に対してはどうしても弱くなる。そういう方たちは気をつける必要があるわけです。

和田　免疫抑制剤というのは、つまりは人工的に免疫不全状態をつくり出しているということですからね。

移植技術の最先端は免疫抑制の研究

奥村　アメリカで最初にコロナウイルスの犠牲になられたのは、臓器移植手術を受けた方たちでしょう。移植手術を受けた人は拒絶反応が起きないように、みなさん免疫抑制剤を飲んでおられますから。

和田　結局、他人の臓器を入れるわけですからね。当然、体が異物だと思って攻撃してしまうから、そうならないように免疫機能を抑制するわけですね。

奥村　実は私たちが今、日々研究しているのが、この移植に対する拒絶反応をいかに制御するかということなんです。移植された他人の臓器を外敵と認識して、最も激しく攻撃するのがヘルパーT細胞の指令を受けて増殖したキラーT細胞です。ヘルパーTとキラーTの連携によって、移植された臓器の細胞が溶かされて破壊されてしまうのです。

その証拠に、T細胞をすべて取り除いたマウスで実験すると、移植した臓器に対する拒絶反応は起きません。しかし、人間のT細胞を除去してしまうと、人は簡単に病気になってしまいますから、同じことをするわけにはいきません。

そこで私たちは、このキラーT細胞を騙す方法を研究し、移植した臓器を味方であるように見せかけるための抗原を開発することに成功したんです。騙されたキラーT細胞は移植された臓器を味方だと勘違いしているため、攻撃することはありません。

先ほど申し上げたように、免疫細胞というのは外敵を見るのではなく徹底的に内側を見張っているものですから、そういった習性を利用して騙すことに成功したわけです。今、移植技術の最先端がこの免疫抑制の研究です。そのため国から順天堂大学での私の研究に予算がついて、日々研究に勤しんでいるのです。

和田　このような研究はいい話ですね。薬でなんでもかんでもやっつけようとしないで、免疫細胞を騙して攻撃させないようにするという考え方。医学部の基礎医学の過程では免疫学を学ぶのですが、そこから臨床に進んだ段階で、いきなり免疫学的な発想が抜け落ちて、ひたすら薬でやっつけようという発想に変わってしまうことが多いですから。

奥村　臨床になってくると9割はそのような発想ですからね。

免疫力は生命そのもの

奥村　ところで、大量の放射線を浴びたとき、人の免疫機能は一気にゼロになります。リンパ球が破壊されるからです。リンパ球は放射線に弱いですから、放射線をドンと浴びせると体内からリンパ球が消えます。そうしてリンパ球系の免疫細胞がなくなるとどうなるか。冒頭でも述べましたが、免疫機能を失った人間は無菌室にでも入らない限り2週間と生きてはいけません。

和田 私たちは日々、ばい菌や細菌の中で生きていますからね。

奥村 そうです。1999年、茨城県東海村の原発関連施設である核燃料加工施設で臨界事故が起きました。あの時、作業員の方が2名、大量の放射能を浴びて亡くなりました。日本で最初の原発事故の被曝による死者でした。

被爆した作業員の2名は、直後に千葉県の稲毛にある放射線医学総合研究所（現・量子科学技術研究開発機構）に運び込まれ、その後、東大病院に移されます。急性被曝によってあらゆる免疫機能が奪われており、免疫細胞の元となる造血幹細胞をつくり出すために骨髄を移植するなど、さまざまな手を尽くしましたが免疫機能は回復せず、同時多発的にさまざまな臓器が不全に陥って内側から朽ちるように亡くなりました。

和田　免疫機能を失うということは、それほどに大変なことであるわけですね。白血病なども免疫に深刻なダメージを与えます。

奥村　白血病は血液のがんですが、とりわけリンパ球ががん化するケースが多いので放射線を浴びせてリンパ球を全部潰すような厳しい治療をしなくてはなりません。その間は免疫機能が喪失しますから、無菌室に入ることになります。その後、骨髄移植をして再び健康なリンパ球を体内につくり出していく。そうやって生還された人も大勢います。水泳の池江璃花子選手もそうですね。見事に復活を果たし、２０２１年の東京五輪に出場しました。

そうした厳しい治療以外にも、先ほども話しましたが自己免疫疾患の薬は、免疫の働きを抑える作用がありますから、これらを服用している人は人為的にＴ細胞やＢ細胞の働きが弱められているということです。

そうした治療を受けていない方の場合は、Ｔ細胞やＢ細胞の機能低下については、くよくよ考える必要はまったくありません。普通に暮らしてさえいれば、T細胞もB細胞も活性が低下することはありません。

和田　ただし、同じリンパ球系の免疫細胞でも、自然免疫を担うNK細胞については、加齢やストレスなどの影響を受けやすいので注意が必要だということですね。

奥村　おっしゃるとおりです。

和田　心の問題とNK細胞の活性との関係については、のちほど改めてお話しできればと思います。

第三章　がん予防とＮＫ細胞

なぜ日本人の死因1位はずっと「がん」なのか

和田　1981年以降、日本ではがんがずっと死因の1位になっています。がんの部位によって年ごとに多い、少ないのばらつきはありますが、がん全体としては死亡率も増加の一途をたどってきました。それまでは、脳血管疾患（脳梗塞やくも膜下出血など）が20年以上、死因の1位でしたが、脳血管疾患は今や老衰にも抜かれて死因の第4位。もう何年も、がんで亡くなる人が2位の心疾患（心筋梗塞など）で亡くなる人の2倍近くいるような状態が続いています。高齢化が進む先進国のなかでも、がんによって亡くなる人がこれだけ増え続けている国は稀《まれ》ではないかと思います。

そう考えると、がんの予防対策として自然免疫を担うNK細胞の活性を維持するためにどうすべきか、ということに目を向けるべきだと思うのですが、社会全体としてそうした動きはあまり見えないですよね。それどころか、エビデンスもないままマスクを強要する、外出自粛をさせるなど人々をストレスにさらすよう

死因別の死亡率（人口10万対）推移

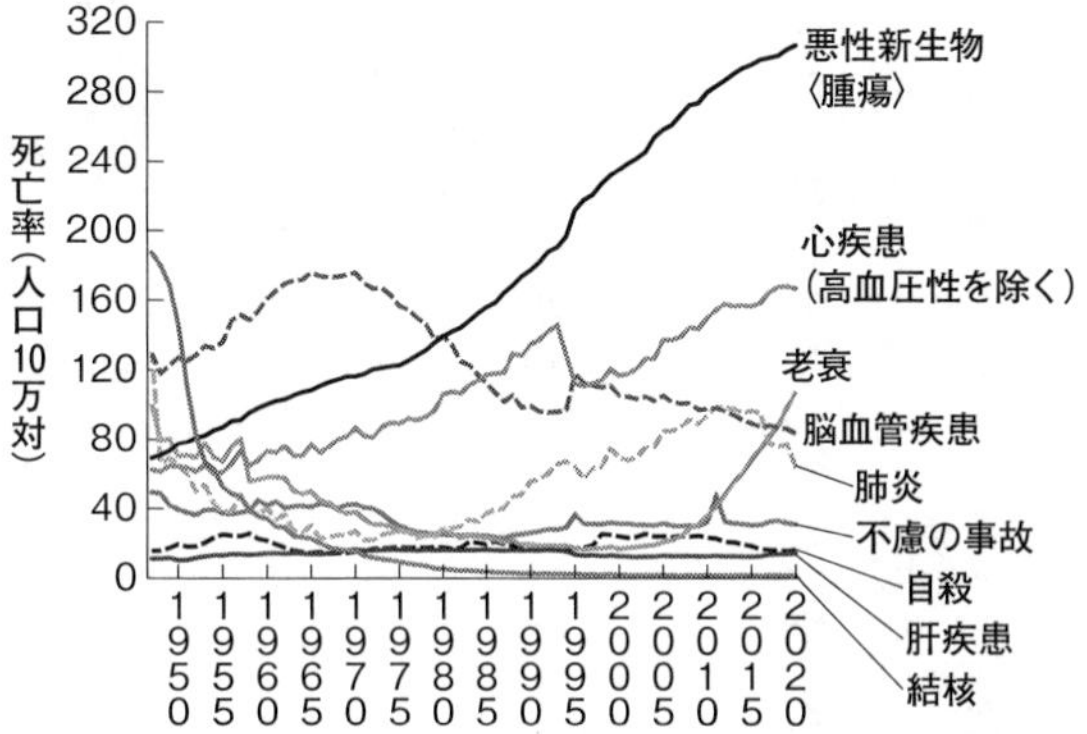

出典：厚生労働省「人口動態統計」より

なコロナ対策が蔓延《まんえん》していて、その弊害を検証していません。社会全体がこんなにNK活性を下げるような状態では、がんで亡くなる人が今後も増えこそすれ、減りはしないだろうと思うのですが。

奥村　がんで亡くなる人が増えるというのは、高齢化が進んだ社会のある種の宿命のような部分があるのは事実です。日本と同じような平均寿命の国は、やはりどうしてもがんによる死者が増えるという傾向になりがちです。

和田　たしかに高齢になれば、細胞分裂の際にＤＮＡのコピーエラーを起こす確率も高くなりますし、ＮＫ活性も下がりますから、がん細胞が体の中に増えやすい状態が続きます。ですが、がんで亡くなる人が一番多い日本のような国と、死因の1位が心疾患であるアメリカとでは健康常識が違って当たり前だと思います。ところが、アメリカで肉を減らせと言ったら日本も真似して肉を減らさせようとしますし、アメリカを真似《まね》てコレステロール値を下げるようにストイックな食事指導をするなど、どうも免疫システムの観点からは逆効果な、アメリカ追従の健康常識がまかり通っているような気がしてなりません。

毎日5000個のがん細胞が生まれている

和田　免疫とがん予防との関係について考えるうえで、がんとは果たして何なのかということを認識することが必要だと思います。がん細胞とは、ウイルスのように外から侵入してきた異物とは違います。ＤＮＡのコピーミスによる遺伝子異常を起こした自分の細胞です。このいわゆる「バグ（エラー）」を起こした細胞が分裂し増殖し続けると、その一部がいわゆるがんと呼ばれるもの（塊）になっていきます。長く生きていれば、誰でも数十兆個もの自分の細胞のなかから「バグ」を起こすものが出てきます。がんとは、外から侵入してきた異物ではなく、自分自身の細胞の一つであるということです。

奥村　そうなんです。そもそも人間の体は、一日で1兆個の細胞が新しく増えていますからね。毎日1兆個ですから、すごい数です。そして一日に新たにできるがん細胞はおよそ5000個といわれています。5000個というと多いような気がするかもしれませんが、1兆個のうちの5000個ですから。そこのところは冷静にとらえるべきでしょう。

和田　数として一日5000個と聞くと、「多いな」と思ってしまうのかもしれませんね。

奥村　1兆円と5000円というお金の対比で考えてみると、その規模感がわかると思います。1万円札を1兆円分重ねると、ちょうど10キロメートルくらいの長さになります。1万円札を100枚重ねる(100万円)とおよそ1センチメートルの束になりますから、それを1億束(=1兆円)分重ねるとおよそ10キロメートル。10キロメートルがどれくらいかというと、神奈川県の川崎と千葉県の木更津を結ぶ東京湾アクアラインの海底トンネルがおよそ10キロメートル弱です。あの長いアクアトンネルの距離よりもさらに長い1万円札の束をイメージしてみると、その物量感がイメージできるのではないでしょうか。

対して、体内で一日に生まれるがん細胞の数はおよそ5000個です。ペラペラの5000円札1枚を思い浮かべてみると、その圧倒的な差がわかると思います。日々生まれている細胞の数の多さを考えると、5000個なんて誤差のレベルだと言っていいでしょう。

和田　そうした小さながん細胞を、日々潰しているのがリンパ球系の免疫細胞であるNK細胞なわけですよね?

奥村　そうです。たかが5000個のがん細胞とはいえ、それが毎日生まれてくるわけですから、日々潰しておかなければどんどん増殖していきます。5000個が明日には1万個、その翌日には2万個……と倍々で増えていくと、小さな細胞だったものが塊になっていき、いわゆる「がん」を発症することになります。がん細胞を小さいうちに潰しておくことが、最大のがん予防になるわけです。そして、小さながん細胞を潰すということにおいては、NK細胞はものすごくよく働きます。

NK細胞の働きが高い人は発がん率が低くてがんになりにくく、NK活性が低くなると発がん率が上がります。これは科学的に証明されていることです。

免疫は大きくなった「がん」を攻撃できるのか

和田　体内に生まれるDNAのコピーミス細胞を免疫細胞であるNK細胞が殺すことで、がんが発症しにくくなる——この点は非常によくわかるのですが、今回ぜひお聞きしたかったことが、すでに塊のがんになってしまってからの免疫の働きについてです。すでにがんが発症している患者さんに対する「免疫療法」というがん治療法がありますが、果たしてどれくらい効果があるのでしょうか。

スタンフォード大学のディヴィッド・スピーゲル医師が執筆した研究論文をかつて読んだことがあるのですが、末期がんの患者さんに精神科のグループセラピーを実施し、多くの楽しい時間を過ごしてもらったところ、余命が倍に延びたと書かれていました。この結果を免疫の力と考えるべきかどうか、ということもあるかと思うのですが、大きく育ったがんに対しても免疫はある程度の力（縮小させる効果など）を発揮するのでしょうか。

奥村　サイコロくらいの大きさになってしまったがんを潰そうと思ったら、バケツ一杯ほどのリンパ球を入れなくてはダメなんですよ。つまり、ほぼ不可能です。がんがその大きさになったら、ＮＫ細胞はほとんど無力です。ですが、小さながん細胞がバラバラに存在しているときには、ＮＫ細胞はものすごく力を発揮します。その意味では、「がん予防」においてこそ免疫が非常に重要だと理解してもらうのがいいでしょう。

和田　つまり、末期がんレベルになったら、免疫療法はほとんど意味がないということなのでしょうか。

奥村　原発のがんが大きくなってしまった状態では、人間の免疫細胞の数量では太刀打ちができません。ただし、飛び散っていくがんには有効です。原発の大きながんから、小さながん細胞が飛び散ることでがんはさらに転移していくわけですが、この飛び散った小さながん細胞を潰すという意味では、免疫細胞は有効です。そのスピーゲル氏の研究で言うならば、免疫力ががんの転移を多少は抑える効果があった、ということではないでしょうか。

和田　精神科のセラピーが末期がんの人の余命を延ばす効果があったという研究だったので、その点をお聞きしたかったのです。なるほど、そういうことですか。たしかに余命は延びましたが、数年のうちにみなさん亡くなっているので、原発のがんには効かないのでしょうね。

奥村　繰り返しますが、原発のがんに対しては無力です。加えて、転移してレントゲンでも見える程度の大きさになっていたら、免疫システムではどうしようもありません。がんの免疫療法、リンパ球療法というものが巷《ちまた》にはたくさんありますす。しかし、人間の免疫細胞の数を考えると、大きながんを縮小させることや、根治させることは無理なのではないでしょうか。科学的な裏付けはありません。

和田　あくまでも原発がんからの転移を防ぐ、そもそもがんを発症する前段階として生まれてしまった小さながん細胞を潰していく、という働きが期待できるということですね。

奥村　おっしゃるとおりです。

「転移しないがん」は悪さをしない!?

和田　がんの話でいうと、私自身はお年寄りのがんしか診ていませんが、転移さえしなければ、がんはみなさんがイメージしているよりも悪さをしないものだと感じています。
私がかつて勤務していた浴風会病院は高齢者専門の病院だったのですが、そこでは毎年、たくさんのご高齢の方たちのご遺体を解剖していました。ほとんどのご遺体に、ご本人が自覚のないままであったと思われる病巣がありました。とくに85歳以上の方たちのご遺体に関しては、ほとんどすべての方の体内からがんが見つかったのです。そのうち死因ががんだった人は3分の1です。つまり、がんというのは、ある程度の年齢になればほとんどの人の体内に発生するものです。なんの症状もなくがんを体内に飼い続けて、そのままがんであるという自覚もなく人生を終える人たちが少なくないということです。
奥村　十分にあることでしょうね。
和田　つまりは転移するがんなのか、そのまま飼い続けても問題のない転移しないがんなのか、という見極めが非常に重要だと思うのです。私の知り合いのお母さんが乳がんになってしまったのですが、もう80歳も過ぎているのだから手術はしなくていい、とご本人が言ったそうです。子どもたちもお母さんがそう言うのならば、もう手術はいいね、とそのまま放置することに。乳房全体にがん細胞が広がっているようで、表面がボコボコしていて外側から見てもわかるくらいまで大きくなっているのです。そんな状態でも、とてもお元気なんですよ。

つまり、悪さをしないがんもあるんです。そのようながんの場合は、手術したり、抗がん剤を投与したりすることによって、かえって暴れ出したりすることもあるのではないかとさえ思っています。

原発のがんが単に大きくなるだけで、神経などを圧迫するようなことさえなければ、実は体にそれほどダメージを与えるわけではないと思います。なんでもかんでも「早期発見・早期治療」すればいいというものではないでしょう。

下手に臓器を切り取ったり、抗がん剤を投与したりすると、免疫機能が低下してしまい、むしろ体があっという間にボロボロになってしまう——そんなケースが散見されるように思います。

奥村　それはまったくそのとおりだと思います。そのうえで、がん予防だけでなく「転移予防」として、免疫機能がしっかり機能する状態を保つということも大切だと思います。

和田　若い人は別として、高齢者のがんに関しては、もともと進行が遅いですからね。免疫力を下げないような生活を心がけて十分な体力を維持しながら、がんを内側に抱えつつ人生をまっとうするという選択肢もあってよいはずです。

逆に、一般的な化学療法（抗がん剤治療）は高齢者にはかなりの負担になり、急激に体力を落とす場合がほとんどです。体力が落ちたら、当然、免疫機能も落ちてしまうのではないでしょうか。

奥村　もちろん、そうですね。

和田　がんの末期になってがんが進行しているのがわかったとしても、高齢者の場合は、家族が本人に知らせないでおく、そして、なるべくいろんなやり方で楽しく暮らせる環境を整える、というような対応をしたほうが、がんの進行が遅くなることも意外に多いのではないかと思うんです。先ほどのスピーゲル氏の研究とも通じるのですが。

奥村　おっしゃるとおりだと思いますよ。

喫煙率は下がっても肺がん死亡者は減っていない

和田　がんのリスクと免疫力との関係で言うならば、いまや世間では非常に肩身の狭い状態になっている喫煙についても触れておきたいですね。一日に2箱も吸うヘビースモーカーの男性がいたのですが、彼が肺がんになってしまい、医師に言われるがままに禁煙を始めました。ところが、がんという診断を下されてショックを受けたうえに、大好きなタバコまで手放したことで余計に精神的な落ち込みがひどくなり、抑うつ状態になってしまったのです。「俺はこれから一生、タバコも吸えないまま死を待つだけなのだ」というような精神状態に陥ってしまったわけです。

ところがある日、「タバコが吸えないまま死ぬよりは、早く死んでもいいからタバコを吸いたい」と彼は腹を括《くく》ったんです。タバコが原因でがんになることはわかるけれども、すでにできてしまったがんが、タバコを吸ったことで大きくなるとは限らない、という考えに転じて、再びタバコを吸い始めた。すると、急に精神的に落ち着いて元気が出てきて、彼はそれから10年も生きたんです。最終的な死因はくも膜下出血だったといいます。

もちろんタバコによる肺がんリスクはあるでしょうけれども、今の喫煙者叩きはむしろ、人の楽しみの領域に異様に踏み込みすぎているのではないか、という気がしてならないのです。タバコを叩くのであれば、むしろ、依存症も含めて健康に重大な被害が懸念されるアルコール飲料も同時に叩くべきですが、そうはなっていません。非常に不自然な偏りを感じますね。

奥村　確かにそうですね。もちろんタバコに限らず、「発がん性物質」として知られているものは、排ガスや食品添加物、焦げた食べ物などさまざまあります。そして、そうした情報が一般に広く知られるようになり、禁煙する人もずいぶん増えました。1965年の時点で男性は82・3%、女性が15・7%だった日本人の喫煙率は、2019年には男性27・1%、女性は7・6%にまで激減しています。

ではその結果、肺がんになる人は減ったでしょうか? 厚生労働省の統計を見てみると、肺がんによって亡くなる人の数は増加の一途をたどり、1998年には5万人を超え、さらに2005年には6万人を、2011年には7万人を突破しました。2016年に微減したものの、その後は再び増加に転じて、2019年には7万5000人を超えています。

さらに、男性の人口10万人あたりの悪性腫瘍の部位別の死亡率では、肺がんがずっとトップを独走している状態が続いています。何が言いたいかというと、別にタバコにリスクがないとは言いませんが、肺がんの元凶がタバコであるという

肺がんによる死亡者数の推移

年	総数	男性	女性
1997	48,994	35,700	13,294
1998	50,871	36,880	13,991
1999	52,177	37,934	14,243
2000	53,724	39,053	14,671
2001	55,034	39,904	15,130
2002	56,405	41,146	15,259
2003	56,720	41,634	15,086
2004	59,922	43,921	16,001
2005	62,063	45,189	16,874
2006	63,255	45,941	17,314
2007	65,608	47,685	17,923
2008	66,849	48,610	18,239
2009	67,583	49,035	18,548
2010	69,813	50,395	19,418
2011	70,293	50,782	19,511
2012	71,518	51,372	20,146
2013	72,734	52,054	20,680
2014	73,396	52,505	20,891
2015	74,378	53,208	21,170
2016	73,838	52,430	21,408
2017	74,120	53,002	21,408
2018	74,328	52,401	21,927
2019	75,394	53,338	22,056
2020	75,585	53,247	22,338

出典：厚生労働省「人口動態統計」より

決めつけは、やや短絡的にすぎるのではないかということです。

むしろ、日本はつい20年ほど前まで、「禁煙後進国」と言われるほど喫煙率が高かったのですが、当時は今よりも肺がんで亡くなる人は少なかったし、世界有数の長寿国であり続けてきたわけです。日本よりもずっと早くから「禁煙運動」に取り組んできたアメリカのほうが平均寿命がはるかに短いというのも不思議なことです。WHO（世界保健機関）の一機関であるIARC（国際がん研究機関）によると、世界各地のがんによる死因の1位は肺がんだということです。

私は別にタバコが体に悪くないと言っているわけではありません。ただ、タバコ以外にも肺がんの原因は山ほどあるでしょうし、高齢になってから無理やり禁煙をさせることが、果たして肺がん予防にどれほどの効果があるのか、むしろ、タバコが吸えないストレスによる免疫力の低下という弊害のほうが大きいのではないかということです。

和田　冷静にデータを見てみれば、今の喫煙者叩きはやや常軌を逸していますよ。

もちろん、先ほどのヘビースモーカーの男性についても、もしも禁煙を続けた場合にどうなったのかといった具体的な比較はできないのですが、喫煙がまるで害悪のように扱われて、社会的な圧力によって禁煙を迫られることの弊害は認識すべきだと思います。人が残りの人生をどのように生きるのか、何をリスクと考えるのか、それは一人ひとりの判断に委ねられるべきものだと思います。

医療の常識に基づいた判断が常に正解ではないように、どういう選択肢が本人の免疫にとってよいのかということは、それぞれに異なってくることだと思うんです。

奥村　まったくそのとおりだと思います。メンタルから受ける影響は決して小さくありませんから。

和田　そのあたりも、あとで詳しくお話しさせてください。

がん手術が免疫力を低下させる可能性

和田　がん治療の話のついでにお聞きしたいのですが、がん治療薬のオプジーボ（一般名：ニボルマブ）については、どれくらいの効果が期待できるものでしょうか。この薬は、いわゆるがん細胞を攻撃するタイプの抗がん剤とは違って、免疫細胞が効果的にがん細胞を攻撃できるように環境を整える薬なわけですよね。

奥村　オプジーボも原発がんから飛び散ったがんを抑制する可能性はありますが、原発がんがなくなるといったことまでは考えにくいですね。オプジーボは免疫細胞ががん細胞を攻撃しやすくするということなので、転移を予防するとか、がんを多少小さくする、ということはあると思います。

和田　なるほど、そうですか。一口にがんと言っても、転移するものとしないものとでは、そもそも闘い方が違ってきますからね。転移するがんなのか、しないがんなのか、果たして正確に見分けられるものなのかどうか……。

奥村　それはなかなか難しいところですね。今になってようやく、遺伝子診断で転移するがんなのか、転移しないがんなのかを見分けることが、かなり確実にわかるようになってきたところですが。たとえば乳がんの場合、3年くらいで転移しそうなものだとか、5年くらいで転移しそうだとか、あるいは転移しないがんだろうとか、そういうことが遺伝子診断をすることでかなり正確にわかるようになってきたんです。

ですから、がんの治療をするにあたっては、遺伝子診断がきちんとできるところを選ぶのが大切です。あなたのがんは手術して取らなくても大丈夫ですよ、あるいは、あなたはこれくらい転移の可能性がありますよ、ということをきちんと言えるお医者さんがいる病院を選ぶことをおすすめします。

和田　現状では、日本の医者のほとんどは転移恐怖症がひどすぎて、転移しないであろうがんまで切りすぎちゃう傾向にあります。

奥村　外科はとにかく切ろうとしますね。

和田　転移する可能性が少しでもあると怖いんですよね、医者は。がん細胞さえきっちりと切除できれば、あとは患者が体力を落とそうがヨボヨボになろうが、自分の責任は果たした、ということにはなりますから。

乳がんなら乳がんで、がんだけを切ればいいのにできるだけ大きめに取る。さすがに乳房を全部取るような手術は減ってきましたが、それでも大きめ大きめに切るんです。胃の3分の2を切るなんていうことも平気でやってしまいます。若い人であれば大丈夫かもしれないけれど、高齢者の場合は、それだけの大きさの臓器を切ってしまうことのダメージをまず考えるべきですよ。ところが、医者はがんが転移しない、再発しない、ということが最優先になってしまって、患者さん自身のその後の人生全体のＱＯＬ（生活の質）なんて考えていませんから。

奥村　それは、和田先生がいつもおっしゃっているように、総合診療的な感覚を持つお医者さんが少ないからでしょうね。臓器別診療で、自分の担当臓器のことしか診ていませんから。患者の体全体を見ていないわけですから、まして、家族のこととか、その人の性格だとか暮らしぶりについて考えることなどないでしょうね。

和田　患者の免疫力も含めた体力のことを考えたら、そして、これからの生活を考えたら、安易に切るという選択はできないと思うんですよね。

奥村　おっしゃるとおりですね。なんでもかんでも切ってしまっていたら、大変ですよ。

和田　切るべきがん以外は切らないようにする。その意味でも、正確な遺伝子診断ができるかどうかということが非常に大きいと思います。

第四章　ストレスと免疫

免疫力が下がりやすい社会と時代

和田　ストレスなどメンタルの状態が免疫力に与える影響について、もう少し深くお聞きしていきたいと思います。先ほどのお話では、B細胞やT細胞は精神的にバランスを崩したりしてもさほど影響を受けないということでしたが、NK細胞の活性においてはメンタルが与える影響が小さくないということですよね。

奥村　非常に大きいですよ。先ほども少しお話ししましたが、免疫システムには自律神経が深く関わっています。緊張や興奮などで交感神経が優位になると白血球の中の顆粒球が多くなり、リラックスして副交感神経が優位になるとリンパ球の割合が増えます。健康な人は、顆粒球が60%でリンパ球が40%といった割合で落ち着いているわけで、このバランスが崩れた状態になると免疫機能にも影響が出るなどして病気になりやすくなるのです。

自律神経を乱す要因はさまざまにあると思いますが、その一つが、ストレスなどによる精神的な不調でしょう。心の問題は非常に影響が大きいわけです。このあたりは和田先生がご専門ですね。

和田　今は心の健康を保つのがすごく難しい時代ですから、免疫力は下がりやすい状況にある人が多いということでしょう。

WHOはうつ病の患者は人口の約3％程度いると推計しています。これにあてはめて考えると、日本ではおよそ350万人から400万人くらいになるわけですね。そのなかでも、自殺してしまいたいと考えて行動に移す可能性のある人たちがおよそ1割程度いると考えられています。つまり、数字上は30万人以上の人たちが死にたいほど悩んでいるということです。実際、日本の自殺者数は、1998年に3万人を超えるまでに急増し、その後はやや減少したものの、今も年間2万人を超える状態が続いています。

ところで、自殺者の数自体は圧倒的に男性のほうが多いのですが、人口10万人あたりの自殺死亡率を見ると、日本は女性の数値がG7諸外国と比べてかなり高い傾向にあるんですね。実際、女性の8～10人に一人はうつを経験しているという厚生労働省の調査結果もあります。これは男性の2倍近い割合です。自殺者数としても、男性は年々減少しているのに対して、女性は2019年以降、2年連続で増加している状況があります。

これは、コロナによって在宅が奨励された結果、人との関わり合いが減ったことによる影響が、男女で逆に作用したのではないかという気がしています。つまり、友人・知人とのおしゃべりでストレスを発散していた女性にとってはステイホームで孤独が深まりストレスが増加し、逆に対人関係でストレスを抱えがちな男性にとっては、在宅ワークに移行したことでストレスを軽減する方向に作用したのではないでしょうか。

奥村　なるほど、そういう見方もできますね。

真面目な人ほど免疫力が低下しやすい

和田　いずれにしても、女性のほうがうつになりやすい理由としては、妊娠や出産、あるいは閉経といった女性ホルモンの急激な変化の影響もありますし、日本の女性の場合はとくに、求められる役割が多くなりがちなうえに、育児と仕事の両立を支えるしくみが十分に整っているとは言いがたい状況もありますから、さまざまなライフステージにおけるプレッシャーは男性以上に厳しいものがあるのでしょう。

一方で、自殺者の数においては、その4割を高齢者が占めているということも気がかりです。誰もがいつかは老いるわけですから、どの世代にとっても老いという未来を明るく思い描くことが難しいという現実を示しているように感じます。こうした社会では、いかにして免疫力を下げない生き方をするかということは非常に重要でしょう。

奥村　日本人は本当に生真面目な人が多いですからね。常に緊張感やらプレッシャーやらを抱え込みがちで、どうしても交感神経優位になりやすいのだと思います。

和田　日本人にがん患者が増え続けている一因にもなっていると思いますが、日本人は、楽しむことは悪いこと、後ろめたいことだとさえ思っているような節がありますね。今回のコロナ禍でつくづく思いました。我慢しないで出歩く人、マスクをしない人、自分の欲望に正直な人は悪だ、といった空気が非常に強い。免疫力にとってはマイナスではないでしょうか。

奥村　真面目な人ほど精神的なストレスが増えやすく免疫力が低下しやすい。免疫力が低下すれば、風邪をひきやすくなったりさまざまな不調を招いたりして、さらに心配の種が増えてしまいますから悪循環ですね。

監視社会というストレス

和田　一方、男性の場合、うつ病罹患者《りかんしゃ》は女性よりも少ないけれど、自殺者数は女性よりもはるかに多いという状況があるわけです。男性の自殺の原因は、うつ病以上に、「経済・生活問題」を苦にした自殺が少なくありません。もちろん、経済や生活問題に端を発して精神のバランスを崩し自殺という選択をする人が多いわけですが。

奥村　かつて、日本で早死にしやすいのは「一部上場企業の真面目部長だ」と生命保険会社の方から聞いたことがあったのですが、いまや非正規雇用や無職の方の自殺も多いようですから、本当に厳しい社会になったのだと実感します。

和田　自分の頑張りではどうにもならないことがあまりに多いですから。ところが、日本はある時期から「自己責任論」的な空気が強まってきました。新型コロナのような、本人の努力や頑張りだけではどうにもならないようなことですら、罹患した人は職場や周囲に「迷惑をかけてすみません」といった対応にならざるを得ない。

県をまたいで移動をした人が社会から大バッシングに遭う、といったことも感染拡大初期の頃には横行していました。地域によっては、近隣同士がお互いにじーっと外出状況を監視し合って、車に乗って長時間の外出でもしようものなら、感染拡大している都市に行ってきたのではないかと疑惑や怒りの目を向けられていたといいます。お互いに相手を牽制し合い、ストレスを与え合って免疫力を下げている。とんでもない社会になったものだとびっくりしました。

奥村　先ほどもストレスにはアグレッシブで前向きなエネルギーが湧いてくるよいものと、パッシブな、どうにも逃れようのない後ろ向きでよくないストレスがあるという話をしましたけれども、今はパッシブなストレスが溢れかえっているような気がします。

和田　奥村先生が言っておられるように、逃げ道のないストレスは一番厄介です。強いストレスを受けて緊張状態が続くと、先ほど先生がおっしゃったようにリンパ球が減り、ＮＫ活性も下がって免疫力の低下につながるわけですよね。

一方で、アグレッシブすぎるストレスも本人の攻撃性が増してしまうので、それはそれで厄介なことになる場合もあると思います。２０２２年７月、参議院選挙で遊説中の安倍晋三元首相を手製の銃で狙撃した青年などは、まさにそのアグレッシブすぎるストレスを抱えた人の典型だったのではないでしょうか。

奥村　そういったアグレッシブなストレスというのは、本人の免疫力は意外と低下しないような気もしますね。

和田　そうかもしれませんね。もちろん他者への暴力的な攻撃は論外ですが、自己否定に走るよりは、アグレッシブな方向に気持ちが向かっていくほうが、免疫力の点ではよいということでしょう。

逃げようのないストレスへの対処法

和田　免疫を下げないようにストレスを調節する——。頭では理解できても、実際にどうすればいいのか、と思う人も多いでしょう。たとえば、若い人たちにとっては受験勉強なんかも逃げようのないストレスの代表のようなものです。僕はよく受験生から、試験に落ちるのが不安で勉強に集中できないけれど、どうすればいいのか、といった相談をされることがあるんです。不安をなくす方法はないだろうか、なんて聞いてくるのですが、私は「不安をなくしたら、あなたは勉強をしなくなるでしょう」と答えています。

奥村　なるほど。確かにそうですね。

和田　間違いなく、そうなります。不安がゼロになったらストレスもなくなるでしょうけれども、努力もしなくなる。将来なんてどうでもいいや、勉強なんて苦手なままでいいや、となったら不安はなくなるでしょう。人は、何かを目指したり、何かの目標を立てたりする以上は、それが達成できないかもしれない、どうやったら成功できるだろうと、くよくよしたりドキドキしたりする不安から逃れることはできません。でも、そういう不安があるから、自分からちょっと動いてみようとか、頑張ってみようとか、もう一歩進んでみようと思えるわけですよね。

一方で、あまりに不安が過度になると、もう気持ちの収拾がつかなくなって勉強どころではなくなってしまう。当然、強いストレスに押し潰されて、ＮＫ活性は下がりっぱなしになるでしょう。ですから、不安をゼロにしようとするのではなくて、不安をいかに許容範囲にするかということだと思うのです。

奥村　許容範囲ですか。

和田　不安をゼロにするのは無理だという前提に立って考えるということですね。コロナにおいても同様でしたが、コロナ死ゼロを目指すといった無茶苦茶な理想に走りやすいのが日本社会のよくないところだろうと思うのです。つまり、何か問題が起きたときに、それをゼロにしよう、悪いものを全部排除しようとする。いわゆる完璧主義です。でも、どんなものにも、必ずリスクはあるんですよ。ゼロにすることは不可能です。だとしたら、そのリスクがもたらすストレスを、どう自分が抱え込める範囲におさめるかという発想になったほうがいいでしょう。

奥村　確かにおっしゃるとおりですね。子どもたちは入学試験や定期試験から逃れることはできません。そういう期間中は、ストレスが大きくなるので免疫力が下がって風邪をひきやすくなります。それなのにバカな親は、試験だから頑張れ、しっかりやれと、朝から晩までプレッシャーをかけ続ける。ますます免疫力は下がり、さらに具合が悪くなります。

しかし賢い親は、勉強以外の時間には、ヤクルトスワローズが優勝しそうだとか、近所に美味しいスイーツのお店ができたとか、ちょっとした気晴らしになるような話をするんです。そうすると子どもの気分もリラックスしてきて、ストレスの影響で下がっていたNK活性が元に戻ります。そうやってバランスをとることが大切です。

和田　ひたすら根性で頑張らせようとする親は、子どもを追い詰めますね。最高のパフォーマンスを出させようと追い込み続けたら、子どもは壊れます。そのストレスを軽くするには、自分の目標とする大学の合格最低点さえ取ればいいんだ、という方向に発想を変えることです。できるだけいい点数を取れ、ではなく、どれくらいまで点数を落としても大丈夫か、と考え方を変えていくと、受験生の心もかなり楽になります。要は、気持ちをどう切り替えるかということなんです。

奥村　その意味では、「笑う」という行為はすごく重要ですね。たとえそれほど面白くなかったとしても、口角を上げてにっこりしてみる。まず体の反応が起きることで、続いて心が動かされる、といった心理学者の説もあります。口の周りの筋肉が動いて口角が上がる。できれば声に出して笑ってみる。すると、「うれしい」とか「楽しい」といった感情が湧き上がってくる。「健康だから笑うのではなく、笑うから健康になれる」のだと私は考えています。

どちらかというと、今の日本社会は眉間にシワを寄せている人が多いような状態です。眉間にギュッと力の入った険しい顔をしていると、「笑い」効果の逆で心までこわばっていくような気がしますね。眉間にシワが寄っていると気づいたら、表情の筋肉を緩めるように心がけてみてはいかがでしょうか。思いのほか、自分の顔がこわばっている時間が多いことに気づかされることでしょう。

適度な不真面目さが免疫力を下げないためには重要

和田　不安をうまく味方につけつつ、そこから適度に逃れる術を身につけることができれば、ストレスをポジティブなものに変換していけるのではないかと思いますね。

奥村　そうですね。多少の不安があったほうが、負けないぞ、と前向きに立ち向かえるよいストレスになりますから。こういうストレスはかえってＮＫ細胞が活性化します。昔から、権力欲や金銭欲の強い政治家や企業家たちは、長生きが多いでしょう。あの人たちは、おそらく毎日ストレスまみれでしょう。それは、ものすごい執着や上昇志向があるということの裏返しで、ＮＫ活性も高い状態だと思います。ただし、エンジンがフル回転をずっと続けていたらどこかで限界がきますから、「いい加減」になるコツをつかんでいるのでしょう。ある程度のゆるさ、適度な不真面目さが免疫力を下げないためには重要です。政治家のみなさんも、さまざまな批判を受けた際には「真摯に受け止めます」と言いはするものの、本当に真摯に受け止めて自己批判を繰り返していたら、精神がもちません。いっとき神妙にして批判の声が小さくなるのを待っておこう、くらいのメンタルの人たちが生き残っているのではないでしょうか。

政治家は別として、一般の方々はもっと不真面目になっていいと思いますよ。こんな本を一生懸命に読む人は、少し真面目すぎるかもしれません（笑）。

和田　うつ病になりやすいのは、常に生真面目で完璧主義な人であることは間違いありません。かくあるべしという考え方をしがちで、そのうえで、何かうまくいかないことがあったら、自分が悪かったのではないかと思い悩む。そういう真面目な人が本当に多いです。結果として免疫力が弱まってしまう。やはり、柔軟な思考パターンを持つことが非常に重要ですね。それが〝心の免疫〟になるんですよ。

奥村　心の免疫、いい言葉ですね。

和田　職場は大変だけれども、自分が抜けたら仕事が回らないから投げ出すわけにもいかない、自分の代わりは誰もいない、といった具合に自分で自分を追い詰めている患者さんは少なくありません。確かに本人が言っていることももっともだと思うし、その人が背負わされている責任はきっと大きいんだろうとは思います。でも、そんなことを続けていたら本人の心が潰れてしまうというのは目に見えているんです。ですから、そうなんだろうな、きついんだろうな、と思いながらも「いや、でもね、そこはもう自分を守るために投げ出してもいいんです、あなたはもっと杜撰《ずさん》になっていいんです」と、医者としては言わないといけない。

ところが、杜撰になれと言っている医師本人が、なんだかんだ夜の9時過ぎまで必死になって仕事をしていたりしますからね。患者には「もっと柔軟な思考を持つようにしましょう」と言いながら、医者のほうも日々の診療に追われて、マニュアルどおりの治療を押し付けてしまったりする。でもマニュアルどおりの薬を処方してみても、思ったように効かないなんていうことはいくらでもあります。ところが、思いどおりにならないことに対して、素直に薬を変えることができずに「これは効くはずだ」と頑《かたくな》に当初の治療方針を押し付けてくるような医師もいるんですよ。

奥村　一緒にいるとストレスがうつるといいますからね。日々、ストレスを抱えた患者さんの相手をしている精神科の先生は大変だと思います。

和田　長年精神科医をやっていると、ストレスがうつらないテクニックみたいなものは身につきます。何よりも、医者が柔軟な思考を持ち続けることですよね。

喫煙がNK細胞を活性化させる⁉

奥村　ストレスを軽減させる方法の一つとして、肺がんのところでも話題に出ましたが、喫煙の効果にも目を向けたほうがいいと思っています。どんどん吸いなさい、という話ではありませんが、免疫の観点からの効能というものはあるのではないかと思います。

というのも、今回コロナで重症化した人たちのなかには、喫煙している人が非常に少ないんですね。日本でもフランスでもそのことは指摘されており、フランスではニコチンがコロナウイルスの感染抑制と関係あるのではないかという検証がなされたほどです。

私は、喫煙という「行為」によってNK細胞が活性化されているということではないかと考えています。実際、みなさん積極的に発表しようとはしませんが、喫煙者は風邪をひきにくい傾向にあることも知られています。

和田　喫煙によってストレスが減るということでしょうか。

奥村　タバコを吸うとその瞬間、頭の中が白くなるでしょう。フーッと吸い込むと、頭の中が真っ白になって思考がゼロになる。心理学者が言うには、頭を時々真っ白にするのがNK細胞の働きを上げるコツだそうです。ゲラゲラ笑うのも同じです。大笑いしている時は、一瞬、何も考えなくなりますね。それが免疫力を高く保つのにいいということ。あるいはカラオケで熱唱するとか、無心になって単純作業を繰り返すとか。頭を真っ白にする瞬間を時々つくるのがいいそうですよ。なかでも、タバコは本当に頭の中が白くなります。その瞬間、あらゆる悩みから完全に解放されるでしょう。だからタバコを吸っている人は風邪をひきにくいんじゃないでしょうか。

和田　頭の中を白くする。なるほど、そういう効果があるわけですね。実際、タバコを吸う人は自殺も少ないとされています。

奥村　もう少し細かくニコチンと免疫との関係をひもとくならば、ニコチンは神経物質のアセチルコリンと似た働きをすることがわかっています。アセチルコリンは神経系と免疫系の連絡係として働く物質で、神経系はアセチルコリンによって体内の炎症を制御しています。また、ニコチンはアセチルコリンの受容体に結合することで、幸福感をもたらすドーパミンや気持ちを安定させるセロトニンなどの神経伝達物質の分泌を促します。アセチルコリンの受容体は脳などの神経細胞だけでなく免疫細胞にも存在しています。そのため、ニコチンの働きによって免疫系が高められるという可能性は十分にあるんですね。

もちろん、タバコをせっせと吸いなさいと言うつもりはありませんが、百害あって一利なしといった喫煙叩きは少し冷静になるべきですし、とくに喫煙習慣のある中高年の人に無理やり禁煙させるのは、ストレスを増やす一方なのでお勧めしません。

今、肩身の狭い思いをしながらタバコを吸っている人は、美味しくタバコが吸える健康に感謝しながら、気持ちよく堂々とタバコを楽しむのがよいと思います。

「リスクをゼロにしようとすること」＝「心身にいいこと」ではない

和田　有無を言わさないようなタバコ叩きもそうですが、リスクがゼロの人生なんて、そもそもあり得ないですから。それを目指したところで心がワクワクするどころか萎縮していく一方ですし、免疫にもよくないだろうという基本のところが、時として抜け落ちる怖さがあります。コロナの感染を防ぐという大義名分のもとで、どれだけの人が心身の不調に陥るリスクを背負わされたことかと思います。

「リスクをゼロにしようとすること」＝「心身にいいこと」ではない、不自然なことを追求すると時として心身に余計な負担をかけてしまうのだと、繰り返し訴えたいです。

たとえば今、年間に5000人くらいの人が、入浴中の不慮の事故で溺死しています。溺死だけでなく、なんらかのアクシデントによって入浴中に亡くなる人も含めると2万人近い人が毎年風呂場で亡くなっているわけです。でも、だからといって入浴はやめましょう、とはなりませんよね。

たとえヒートショックや溺死のリスクがあったとしても、温かいお湯に全身を浸すと気持ちがいいし、リラックスできる。もちろん、毎日お湯に浸かることの健康効果も言われてはいますが、健康になるためというよりは、気持ちがいいから喜んでお風呂に入るわけでしょう。ヒートショックのリスクがどれくらい……なんて細かく比較して心配していたら、気持ちのよいお風呂もゆっくり楽しめなくなります。

奥村　まさに、おっしゃるとおりです。人間、生きて酸素を吸っているだけでも、その酸素ががん細胞のエサになるわけですから。がんというのは、自分の細胞の遺伝子異常によって生じた細胞が分裂と増殖を繰り返して、周囲の組織や臓器を破壊する病気なのですが、がんが増殖していくときのエサになるのが酸素と栄養です。

呼吸し、食事をとるだけでがん細胞に栄養を与えているのですから、リスクを恐れていたら、もう息をするのも怖いということになりますね。でも、安心してください。そういう諸々《もろもろ》のリスクと戦うために、私たちの体には最強の免疫システムが備わっているのですから。免疫細胞の活性を高めるためにも、リスクに対して過敏になったり、潔癖症になったり、先回りして心配したりするのをやめてみてください。頬の筋肉を柔らかくして口角を上げて笑顔になる時間を増やしたほうがいい。みなさんに、そうお伝えしたいですね。

和田　この夏のすさまじい猛暑の日々も、マスクをしたまま路上を足早に行き交う人たちの姿に、私はかなりの不安を覚えましたね。マナーだのルールだのを通り越して、もはや苦行のようになっていると感じました。自分が我慢しているから、我慢しない他人が許せないのです。こういった同調圧力は、免疫力を下げる悪循環です。マスクをしていない他人をイライラと睨《にら》みつけたりするよりは、もっと自分が楽しめることに体も心も使いましょう、と言いたいですね。人はもっと、それぞれ自由に生きていいんですから。

奥村　本当ですね。自由に生きている人は、他者にも寛容になれます。お互い相手の生き方に寛容になって、足を引っ張り合う社会でなく、免疫を高め合うような社会にしたいですね。

第五章　免疫力のための生活習慣

薬が免疫力を低下させている!?

和田　前の章では、心と免疫との関係について考えましたが、続いて免疫力を下げないための体のケアについて取り上げたいと思います。免疫機能の維持のために、一番気をつけることは何だと思われますか？

奥村　身も蓋もないようですが、体のことをあまり気にしないことですね。

和田　やっぱりそうですよね。僕もそう思います。健診を受けて、一つでも基準値を超えたものがあっただけでドキドキして不安になって……なんていうのは免疫にとってよくないことでしょう。血糖値が高いからとインスリンの分泌を促す薬を飲んだり、血圧が高いからと血圧降下剤を飲んだり、ということをしていると、免疫も含めて体が本来持っている機能がどんどん失われていくような気がしてならないんです。

奥村　薬というのは飲まないで済むならば飲まないに越したことはありませんからね。ステロイドホルモンは免疫に影響を及ぼす薬なのですが、免疫にとってプラスに作用するような薬は一つもありません。もちろん、仕方なく飲んでおられる方もいるので、そういう方は免疫機能が下がっているということを自覚して、注意する必要があるのです。

和田　薬というのは基本、化学反応を体の中で起こすものですから、なんとなく免疫の働きを乱してしまいそうな気がします。

奥村　人間は、生まれたときから免疫機能を持っています。生まれたての赤ちゃんは、母親の胎盤を通じて送られてきたガンマ・グロブリンという抗体で体を守っています。この抗体は生後100日ほどで消えてしまいますが、その間に出会った細菌やウイルスに反応して、自分の免疫細胞が抗体をつくり出し、自分を守れるようになっていきます。成長するにつれて、さまざまな外敵にさらされながら免疫系は強く鍛えられていきます。自分の体を守る機能が本来備わっているのですから、薬などであまりいじくり回さないほうが、免疫にはいいだろうと思いますね。

和田　僕自身、糖尿病なので、周期的に血糖値がいきなり上がることがあるんです。ここ1週間も高くなっていて、朝起きてすぐの時には600㎎／dLを超えていたこともありました。

奥村　それはすごい数値ですね。

和田　このところは300㎎／dLくらいが当たり前の状態になっていて、すごく喉が渇くし体調もあまりよくありません。ところが、このまま放っておくとなぜか一定の期間を経て数値が落ち着いていくんですよ。つまり、放っておくと、膵臓が一定期間休まるのか、再びインスリン（糖の代謝を調節し、血糖値を一定に保つ働きを持つホルモンの一種）を分泌してくれるような感じがあるんですね。でも、外からインスリンを入れてしまうと、膵臓がインスリンをもう出せなくなってしまうのではないかという気がしています。

もちろん、1型糖尿病といってインスリンをまったく分泌しないタイプの糖尿病の場合は投与するしかないのですが、僕を含め2型の糖尿病の場合はインスリンの抵抗性が高まっている（＝インスリンに対する感受性が低くなっていて、効果が発揮できない状態）ことが多く、原則インスリンは分泌されています。それなのにインスリンを人工的に入れてしまうと、体は自分で分泌しなくていいや、となってしまう。加えて投与によって体内のインスリンがますます増加していくので太りやすくなり、余計にインスリン抵抗性がひどくなるという悪循環に陥りやすい。だから、僕は300㎎／dLまでは薬を飲まないことにしています。300を超える時だけは飲んでいますが。そうやって堪《こら》えていると、1カ月くらいでふっと血糖値が下がり始めるんですよ。面白いことに。このように自分で修復していこうとする働きを促すことが、人間の体にとって重要なのではないかと感じています。

奥村　そういうこともあるのかもしれませんね。

和田　つまり、何が言いたいかというと、心にも適度なストレスが必要であるように、体への過度で過保護な医療介入が、体が本来持つ免疫力を弱めてしまうのではないか、ということです。体が自力で頑張るためには、ある程度の負荷が必要なのではないかと思うのです。

フィンランド症候群

奥村　和田先生のご指摘と同じことを示唆しているフィンランドの調査があります。１９７４年から１９８９年までの15年間、フィンランドでは40～45歳の、いわゆる管理職レベルの働き方をしている男性１２００人を対象に、「真面目」グループと「不真面目」グループに分けて、その後の健康状態について追跡調査を行ったというものです。

和田　「フィンランド症候群」と呼ばれるものですね。

奥村　そうです。「真面目」グループには、最初の５年間、定期的に健康診断を行って、基準値を超えている人には薬が処方されたり、酒もタバコも食べすぎも禁じられたり、運動をさせられるなどの生活指導が行われました。一方の「不真面目」グループは、健康調査票に定期的に記入させるだけで、そのまま放置されました。結果は、ご存じですよね。

和田　「真面目」グループのほうが疾病率も死亡率も高かったんですよね。調査の目的も知らされずに医者から放置されていたグループのほうが、元気に長生きをしていた。

奥村　そうなんです。

和田　この「フィンランド症候群」の話を持ち出すと、日本の医者の多くは「デタラメだ」と怒ります。それはそうですよね。自分たちが介入したほうが患者は早死にする、なんていうデータが出されたらレゾン・デートルの危機ですから。しかし、デタラメだと言うのであれば、同じような規模の追跡調査研究を自分たちも行うべきでしょう。

奥村　そうですね。結局、医者に限らず、みなさんあまりに真面目に体のことに介入しようとしすぎるのだと思いますよ。ＮＫ細胞は体温を36・5度以上にすると活発に働いてくれると言うと、半身浴がいいとか、お腹を温めたほうがいいとか、サウナで整えようとか、もういろいろな健康法が出てきますね。確かに、お湯に浸かったりサウナに入ったりすればその瞬間は体温が上がりますよ。でも当然ですが、そのあとは、すぐに自分の平熱へと下がっていきます。水風呂に入れば冷やされて下がりますが、そのあとはまた平熱に戻ります。上がりっぱなし、下がりっぱなしなんていうことはないわけです。自律神経によって一定に保たれているのが体温なんですから。

もちろん、半身浴してちょっと体温を上げたりするというのは、刺激になるし悪いことではないです。靴下を履いて足元を温めるとか、腹巻をするとか、それが気持ちいい人はそうやって過ごせばいいでしょう。気持ちがよいというのは、大切なことです。ただ、そういうことをするだけでNH細胞が活性化するなんていうことは、まず考えられないです。

和田　軽く散歩をするとか、靴下を履くとか、その程度の生活の延長のようなことならばいいんですが、体によかれと思って、人間というのはついつい不自然なことをやっちゃうわけですよね。それで、いろんなリスクをゼロに近づけようとする。でも、リスクをゼロにしようとすることほど不自然なことは実はないわけですよ。血圧が高いからといって下げる薬を飲む。そうやって無理やりに抑えつけられると、体は余計に頑張ろうとしてしまうわけです。だからまた血圧が上がってきてしまう。まあ、血圧と免疫はあんまり関係ないでしょうけれども、そのあたりは神経質になりすぎて、余計なリスクを招き寄せるというか、体が本来持っている機能を混乱させている気がするんですよね。

奥村　そもそも自律神経というのは、交感神経優位になったり、副交感神経が優位になったりと、常にゆらゆら右に左にと揺れながらバランスをとっているものです。それが人間の体が本来持っているホメオスタシス（恒常性）の機能であって、まったく左右に揺れない、ブレがないのがホメオスタシスということではないんですよ。揺れがなくなった時は、人間が死んだ時です。生きている限りは、右に左にと傾きながらバランスをとるんです。

毎朝「日光」を浴びる

奥村　免疫のためのよい生活習慣としてお勧めしたいのは、朝にきちんと日光を浴びることとですね。日光は、さまざまなホルモン分泌のトリガーになるということが明らかになっています。朝、光を浴びることでセロトニンなどのホルモン分泌が促されて、交感神経と副交感神経の調節が進み、すっきりと目覚めることができます。生活を整えるには、日光が一番いいと思いますよ。

こういうことを言うと、睡眠をしっかりとるのと朝日をしっかり浴びるのと、どちらがより免疫に効果がありますか、といった質問がきたりしますが、睡眠については、人間は疲れてきたら自然に眠くなってきて眠りますから、別に意識しようがしまいが大した違いはないんです。でも、朝日を浴びるというのは、ちゃんと朝起きて日の光を浴びるという能動的な動きが必要ですから、やっぱり朝日を意識されるのがいいと思いますよ。

和田　一方で、睡眠が足りないのではないかとか、睡眠が浅くなってきたとか、睡眠の質が悪いような気がする、といって悩んでいる人はものすごく多いですね。睡眠は確かに大事です。寝ないで仕事をするといったような、睡眠を無理して削ったりする生活はもちろんよくありません。でも、僕たちが外来でよく診る不眠を訴える人の多くは「寝なくてはいけない」ということを、ひどく気にしすぎている人たちです。眠らなくてはと気にしすぎることで、眠れなくなっている自分を余計に意識してしまうという人が少なくありません。

奥村　高齢になってくると、途中で覚醒してしまうとか、寝つきが悪いなどと感じている人も多いと思うのですが、ほとんどの場合、大丈夫なんです。自分が思っているよりも寝ているんです。人は自然と寝ちゃうものなんですから。

睡眠の質など自分でコントロールできない

和田　不安障害に対する独自の精神療法として森田療法を考え出した、森田正馬《まさたけ》さんという大正から昭和初期の時代の有名な精神科医がいますが、彼は「寝なくちゃいけないと思うから不眠になる」と喝破しています。

奥村　それはまさに正鵠《せいこく》を射ていますね。

和田　真面目な人ほど、寝なくちゃいけないと思い込みすぎていますよね。そこにテレビメディアなども加担して、深い睡眠が大事だのなんだのといった情報を垂れ流すので、余計に「ちゃんと寝なくちゃ」といった強迫観念だけが強まってしまいます。寝ることなんて自然現象なのですから、そんな強迫的になる必要はないと思いますが。

奥村　眠くなったら眠ればいいんです。

和田　そうですね。それに加えて最近は、良質な睡眠だのなんだのと睡眠の質のよしあしを言い始めています。自然現象である睡眠の質を、自分の努力で改善できるものなのでしょうか。

奥村　自然現象ですからコントロールできないでしょう。

和田　本来は無理ですよね。そして、先ほど奥村先生がおっしゃったように、自然現象として、人間は眠くなったら寝るようになっています。ところが、科学や医学の示すデータが詳細になればなるほど、細かいことが気になってきて、根本のところが置き去りになってしまう。つまり、「良質な睡眠」とは何かということが大事なのではなく、「健康を保つ」ために睡眠にこだわっていたはずで、そもそも健康であることが目的だったんじゃないの？と思うのです。しかし、ノンレムとレムのバランスだとか、ホルモン分泌にとって最適なタイミングでの睡眠だとか、あれやこれやと細かい情報を仕入れてきて、気にしだしたら止まらなくなって余計にイライラしてしまう……という本末転倒なことが起きている気がします。

先述した森田正馬さんが、「些事《さじ》にこだわって大事を忘る」といういいことを言っています。顔が赤いことを気にしている患者さんがいるとしましょう。顔が赤いのを治さなければ、みんなに嫌われてしまうと思っている。森田さん的な治療者（以下、森田さんと称する）が「あなたは、顔が赤いことがいやなのではなく、みんなに嫌われるのがいやなんですよね」と指摘しても、患者さんは「こんな赤い顔だと、みんなに好かれるわけがない」と頑なんですね。

そこで森田さんは「私は長い間、精神科医をやっているので、顔が赤いのに好かれているという人を何人も知っていますよ」と言う。患者さんは「それは例外ですよ」と受けつけない。すると森田さんは「でも、顔が赤くないのに嫌われている人は、もっとたくさん知っています」と言うんです。

奥村　なるほど。本当の悩みは顔の赤さとは関係ない、と。

和田　そうです。森田さんは「あなたの赤い顔を治したところで、人に好かれるようにはならないよ」と言うわけです。そして「そもそも、私はヤブ医者だから、あなたの顔の赤さを治してあげることはできないけれど、顔が赤かろうが赤くなかろうが、話術を磨くとか、笑顔とか挨拶だとか、どうやったら好かれるかを一緒に考えることはできますよ」という話をするんです。つまり、ここでいう大事とは、人に好かれることで、些事は顔が赤いこと。本当は、人に好かれるためにどうするか、ということを考えればいいのに、いつのまにか、顔の赤さを治すことが目的化してしまって、何のために？ということを忘れてしまうんですね。

良質な睡眠というものにこだわる人も、それと同様だと思います。つまり、心身の健康を保つための睡眠のはずが、別に不健康になっているわけでもないのに、睡眠の質がどうもよくないとか言ってくよくよしてしまって、余計に気になってしまう。

奥村　不眠だと感じている人の多くが、睡眠それ自体が問題なのではなくて、メンタルなものが大きいわけです。だから、たとえばテレビでタレントさんが乳酸菌飲料を飲むとよく眠れると言っただけで、その商品がバカ売れしたりします。そしてそれを飲んだ人が、なんとなく眠れるような気がする、なんて思ったりするわけでしょう。乳酸菌に睡眠作用があるなんていうエビデンスは一つもないけれど、なんとなくメンタルが影響されて、眠れてしまったりするのでしょう。

和田　結局のところは、本人が眠れたと思えればいいわけなので、それでいいんでしょうけれどもね。

高齢の方も、夜眠れないで困っているという人が結構いますけれども、話を聞くと、昼間にウトウトしているんですよ。昼間に眠れているならば、別にそう心配することもないのだけれども、夜にちゃんと眠りたいのであれば、昼間は起きていて、体が少し疲れているくらいのほうがいいわけです。そう指摘したら、デイサービスに行くようになり、頭や体を動かして日中に疲れるようになったら夜に眠れるようになっていました。当たり前ですよね。暑い夏はエアコン効いた室内にいて、なるべく楽をしましょう、というのが今の流れになっていますが、少しは体を疲れさせないと、高齢者は眠れません。

奥村　交感神経と副交感神経の切り替わりのリズムが大切ですからね。その意味でも、朝日を浴びてセロトニンの分泌を促せば、昼間も少しは体を動かしてみようかという気持ちになれるのではないでしょうか。

規則正しい生活

和田　昼にある程度活動しなければ夜に眠れない。そして、朝日を浴びることで交感神経と副交感神経の調整がスムーズになる、ということでした。免疫力を元気に保つには、規則正しい生活が基本になってくるわけですね。

奥村　もちろんそうです。不規則な生活をするとNK活性は下がります。NK細胞は内分泌ホルモンで支配されていて、昼間は活性が高くなり、寝ているときは活性が低くなります。そうしたバランスがとれるのは、ホルモンの働きのおかげです。ところが、徹夜したりするとホルモンが乱されますから、NK活性も下がってしまうんです。

以前、テレビ番組に出演した時、出演していた数人のタレントさんのなかでN

K細胞の働きが一番下がっていた方は、夜遅くまで飲み歩いたりと不規則な生活が続いている中年の男性でした。私は「気をつけないと、ウイルス感染のリスクが高いですよ」と注意を促しました。タレントさんは生活が不規則になりがちなので、NK活性の低い人が多いように感じます。

和田　生活リズムが大切ですよね。昼夜逆転するならするで、完全に夜型に切り替えるほうがまだマシじゃないでしょうかね。私がアメリカに留学していた時、向こうのナースは夜勤のナースは夜勤しかしない、日勤のナースは日勤しかしないんです。日勤と夜勤が混じっている日本の看護師さんは、しょっちゅう生活のリズムが崩れるわけですから、かなり体に負担をかけているんじゃないでしょうか。

奥村　そうでしょうね。とくにある程度の年齢になると一度低下したNK活性はなかなか回復しません。20代くらいの若い看護師さんならば、比較的すぐに回復するんですが、50代、60代になってくると回復力がかなり落ちていきます。免疫力が下がった状態が続いてしまう。だから病気にもなりやすくなります。

その意味では、時差の大きい国々への出張が多いような人も気をつけたほうがいいですよ。移動先の国の時間にパッと体内時計を切り替えるのも、年を重ねるほどに難しくなります。そういう場合は、寝るべき時間に寝つけず、自律神経も乱れやすくなり、免疫力が下がった状態が続いてしまいます。

高齢になってからの海外旅行も同様です。時差の大きい国への移動は、体に相当な負担をかけることになりますから、そういうときにヘルペスを発症したり、ウイルス疾患にかかりやすくなるのです。気をつけてください。

神経質になりすぎるのが一番よくない

奥村　朝日だとか、生活リズムだとか、いくつかNK細胞の働きを元気に保つための工夫を申し上げましたが、冒頭の話に戻りますけれども、いずれにしても神経質になりすぎるのが一番よくない、ということは改めて言っておきたいですね。

和田　生活リズムを気にするあまり、血圧だの睡眠だのを記録できるウェアラブル装置をつけて、数値が高いだの低いだの、時間が足りないだのリズムが乱れただのと言って一喜一憂しているのが、一番免疫を下げることになりますね。

奥村　そうです。少しくらいほったらかしても、人間にはホメオスタシスという働きが備わっているのですから大丈夫です。

以前、興味深いテレビ番組を見たことがあります。スウェーデンとアジアの某国、それぞれの国の老人ホームを取り上げたものでした。スウェーデンのほうはさすが福祉の先進国だけあって、栄養士さんによって考え抜かれた栄養バランスのよい食事、日々の運動プログラムやプロフェッショナルなスタッフたちの丁寧なケアと、すばらしい環境が整備されたホームでした。

それに対し、アジアの老人ホームはといえば、まともなレクリエーションなど何もなく、入居者はほったらかし。食事の時間に遅れようものならば、自分の分は誰かに食べられてしまうというサバイバル状態でした。そのため、食事の時間が近づくと、遅れまいとする入居者たちが食堂付近に集まってきており、なんともにぎやかな光景が繰り広げられていました。

年をとってまで食べ物の確保に必死にならないといけないなんて……と思うかもしれませんが、最高の環境が整えられたスウェーデンのホームと、サバイバルな環境のアジアのホーム、入居者の余命が長かったのは後者だったんです。

和田　いわゆるアグレッシブなストレスが免疫を活性化させたんでしょうね。自分の体を必要以上に甘やかさない。神経質になりすぎない。コントロールしようとしない。楽観的になって、少しいい加減に生きてみる。それくらいが、ちょうどいいんじゃないでしょうか。

第六章　食と免疫力

バリエーション豊かな食事は寿命を延ばす

和田　長生きできる食習慣や体によい食べ物など、食と健康は誰しもが高い関心を持っているテーマです。免疫細胞を活性化させるような食べ物、あるいは、免疫力を下げないための食習慣について少し考えてみたいと思います。

まず、私が常々言っていることなのですが、日本の医療は、正常値絶対主義とでもいうべきものが蔓延していて、血圧や血糖値、コレステロール値などで少しでも正常値から外れると、酒を控えろ、カロリーや塩分を控えめにしろといった指導を受けることになります。

しかしそもそも、「正常値」というものは、年齢や性別、体格などによってもかなり個人差があるはずのものなのですが、全世代の平均値というものを「正常値」とみなして、すべての人に強引にあてはめてしまいます。

たとえば、最高血圧は140㎜Hgを超えると「高血圧」と言われてしまうのですが、本当に140を超えたら危険なのかどうか、その人の年齢なども考慮して慎重に判断すべきです。

たしかに、かつては血圧150㎜Hgでも血管が破れることがありました。でも、それは戦後間もない頃の、日本人の栄養状態が悪かった時代の話です。血管も脆《もろ》くて、少し血圧が高くなっただけで簡単に破れてしまうような状態の人が大勢いました。

でも、今はすっかり栄養状態もよくなって血管も当時とは見違えるように丈夫になっています。動脈瘤《りゅう》でもない限り、血圧が200㎜Hgくらいまで上がっても血管はまず破れません。かつては死因の1位であった脳卒中が減ったのも、降圧剤や減塩などの節制のおかげと思っている人がいるかもしれませんが、そんなことはありません。栄養状態が改善して血管が丈夫になった結果、そう簡単には破れなくなっただけのことです。

日本人が長生きになってきたのも、もちろん医療技術の発展もあるでしょうけれども、やはり栄養状態がよくなってきたことが大きな要因としてあると思います。その点でも、免疫力がかつてよりも上がった、ということもあるんでしょうか。

奥村　昔の人と今の人の免疫細胞を比べることもできませんので、エビデンスとしては何もありませんが、もしかしたらそういうこともあるかもしれませんね。

そして、食事と寿命とが深く関係していることは間違いないと思います。というのも、先日、アメリカの栄養学の研究者が、日本食とアメリカ人の食生活とを比較したレポートを読んだのですが、そこでは、日本食は非常にバラエティに富んでいる、ということが日本人の長生きの一つの要因として挙げられていました。日本食やこの国の食事習慣というのは、あまり意識しなくても、普通に食事をしていれば、結果的にいろいろな食材を食べることになります。朝食もパン食で卵や肉を食べることもあれば、和食で味噌汁とか季節野菜のお浸しとか、あるいは漬物とか焼き魚とか、とくに意識せずに、いろんなものを食べているんですよ。昼食もラーメンを食べたり中華丼を食べたり、夜は焼き鳥だとか鍋物だとか、とにかくバリエーションが豊富にある。

和田　たしかに、寿司などは食べようと思えば20種類くらいの魚を一回の食事で食べられますから、すごいことですね。そんな料理はほかにないかもしれません。

奥村　一方、平均寿命が日本よりかなり短いアメリカにおいても、富裕層は日本人と同様にいろいろなものを食べているわけです。昼食に中華を食べて、夜に和食やイタリアンを食べるなど、食生活にバリエーションがあるのがアメリカの富裕層の特徴です。しかし、アメリカの低所得者層は朝から晩まで、毎日同じようなものばかり食べている。その栄養学の研究者は、アメリカ人でもバリエーション豊かな食生活を送っている富裕層に限れば長生きしている、むしろ日本人以上に長生きだ、と結論づけていました。

和田　やはり、いろいろな種類を食べることが重要だということでしょう。

奥村　そうなんですよね。長生きしたければ、できるだけいろんなものを食べたほうがいい、ということは言えるでしょう。

和田　フレンチパラドックスともいわれていますけれども、バターなどの乳製品や、脂肪の多いこってりした肉類などを大量に食べるフランス人に、心筋梗塞で死亡する人が少ないのはなぜか、ということがあるわけです。さまざまな種類の料理を食べるフランスの食事スタイルがその理由の一つではないかといわれていますよね。

フランスは、ランチでもスープが出て、オードブルが出て、メインを食べて……と、いろんな種類の料理を食べるのが当たり前になっています。ラーメン屋さんに行ったときでさえ、ラーメンだけという食べ方はしたくないらしいです。だから、前菜が美味しいラーメン屋さんの人気が高いという。

奥村　いろんなものを食べるのがいいんでしょうね。これを食べれば免疫が上がる、なんていうピンポイントに体に影響を与えるような食材は存在しないわけですから、いろんな種類のものをさまざまに食べる。免疫力を下げないためにも、そういう食生活が基本だと思います。

和田　アメリカにおいてはバリエーションのある食生活は富裕層の特徴なのかもしれませんが、日本はそんなにお金をかけなくても、さまざまな食材を食べることができるメニューが豊富だと思います。具だくさんの味噌汁とか、煮物、鍋物なんかが定番料理としてありますし、納豆や豆腐、キムチだとか、サバやイワシなど、手頃な価格でいろんな食材を食卓に簡単に並べることができますからね。日本食という文化の優れた点だと思います。

「これだけ食べれば健康になれる」という食材はない

和田　ところで、免疫細胞は腸内に多くいるから、腸内環境を整えるような食材を積極的に食べるといい、というのはよく聞く話ですが、実際のところはどうなのでしょう。

奥村　たしかに、納豆や漬物、ヨーグルトなどの発酵食品は腸内細菌である善玉菌や悪玉菌のバランスを整える作用があるのでＮＫ細胞の活性によい、というようなことはよく言われます。もちろん、腸内環境を整えることはよいことですし、発酵食品が美味しくて健康によいということも事実でしょう。とはいえ、それを食べることで免疫細胞がぐんぐん活性化するというのは、やはり過剰な期待ではないかと思います。そもそも、この食材はこの効果がある、あの食材にはこういった効果がある……と一つひとつ考えながら食べて、果たして美味しく楽しく食事ができるでしょうか。

和食のよさは、肉や魚、野菜、豆や海藻などを自然とバランスよく食べられるところにあると思っています。これは体にいい、これは体に悪い、と神経質に考えることは、せっかくの食事の魅力を半減してしまうのではないでしょうか。

和田　これだけ食べれば健康になれる、なんていう食材はありませんからね。体にそんな大きな影響を与えてしまう食材があるとしたら、むしろ怖いくらいです。

漬物などの発酵食品ももちろん体にいいでしょうけれど、そればかり食べていたら明らかに栄養が偏りますし、塩分過多になるでしょう。日本食が体にいいと言っても、かつての粗食の時代、味噌汁と塩辛い干し魚、漬物みたいな単調な食生活をしていた時代は食材の種類も少なかったですし、やはり結核や脳卒中なんかで亡くなる人が多かったわけですから。

奥村 そうですね。ですから、基本は食べたいものを美味しく食べる。できるだけたくさんの食材をとるほうがいいけれども、あんまり生真面目に考えすぎずに、体にいいと言われたとしても嫌いなものであれば無理して食べない、というくらいでいいと思いますよ。

そもそも、美味しいものを食べるとき、人は幸せを感じますよね。とてもシンプルに、脳内に幸せな気分が溢れます。一日に3回も、食事のたびに幸せを感じることができるのですから、それだけでも十分に免疫力にはプラスに作用するでしょう。もちろん、ひとり気ままに美味しいご飯を楽しむのもいいのですが、気の合う人とおしゃべりを楽しみながら食べるご飯というのも格別ですね。何を食べるか、ということも大切ですが、食事を十分に楽しみながら食べる、ということも大切な要素だと思います。

太めの人のほうが長生きする

和田　２００８年からスタートしたメタボ健診では、肥満度が厳しくチェックされます。その尺度としてしばしば持ち出されるのがＢＭＩという数値です。体重（kg）を身長（m）の二乗で割って算出しますが、ＷＨＯでは「18・５〜25未満」が基準値だとされています。

この基準値を超えると、体重を落とすようにと食事指導をしてくる医師は少なくありません。しかし、世界中のさまざまな統計において、痩せ型よりも基準値をやや超えたくらいの少し太めの人のほうが長生きできるという結果が出ています。アメリカが29年にわたって国民の健康栄養を追跡調査した結果、一番長生きなのはＢＭＩが25〜29・９の太り気味の人たちだったといいます。逆に18・５未満の痩せ型の人は、死亡率が２・５倍も高くなるという結果が出ています。日本でも、痩せ型よりも太めの人のほうが平均で7年ほど長生きをする、といった大規模調査の結果が出ています。

そもそも、メタボ健診はアメリカでのメタボリックシンドローム対策を真似して始めたようなものですが、そもそも死因の1位ががんである日本と、心疾患が死因の1位であるアメリカとの健康常識が同じなわけがないんですから。それなのに、アメリカで肉を減らせと言ったら日本でも肉を減らせと言う。アメリカ人は平均して一日300グラムもの肉を食べている一方で、日本人の平均は一日たったの100グラム程度なんですから、これ以上減らしたらダメでしょう。とくに年をとってから体重を落とすような食事制限は、寿命を縮めるリスクのほうが高いと思いますよ。栄養をきちんととるというのは非常に大切なことです。

奥村　日本のご長寿の方たちは、みなさんグルメで肉や魚をペロリと平らげる食欲旺盛な方が多いですからね。

和田　昨年（2021年）99歳でご逝去された瀬戸内寂聴さんも、90代になってからも3日に一度は大きなステーキを平らげるほどの大の肉好きでしたよね。年をとってきたらなおさら、たんぱく質はたっぷりと食べてほしいものです。

たとえば戦後まもなく、それまで死因の1位だった結核が激減していきました。結核患者が死ななくなったのは、1943年にアメリカで開発された抗生剤のストレプトマイシンのおかげだと言われていますが、日本にストレプトマイシンが輸入されて広く使用されるようになったのは、戦後かなり経ってからです。薬が行きわたる前、戦後すぐに死亡率が一気に減り始めていますから、ストレプトマイシンだけでは説明がつきません。

当時の衛生状態が改善され、米軍が脱脂粉乳などを配ることで日本人の栄養状態がめきめきとよくなり、免疫力がついたことも大きかったと僕は思っています。

奥村　実際、ストレプトマイシンを開発してノーベル賞を受賞したセルマン・ワクスマン氏は、来日した際、日本で結核が激減したのは、自分が開発したストレプトマイシンのおかげではなく、「Just nourishment（＝栄養のおかげだ）」と言ったそうですからね。よくわかっていたんでしょう。日本の医師たちは、それを聞いて感激したらしいですけれども。

和田　立派な方ですよね。医療が関与する前に、まず私たちの健康にとって大切なことってたくさんあるはずなんですよね。そもそも、数値を正常値にするために私たちは生活をしているのではありませんから。人生を楽しみたいから、できるだけ健康を保ちたいということが本来の目的だったはず。数値に過剰反応して禁欲的になるのは、心にも体にも一番よくないと思いますよ。医者の正常値至上主義に振り回されず、自分の欲求に素直に従って、なんでも美味しく食べてほしいですね。

奥村　まったく同感です。

コレステロール値が低いと免疫力も低下する

奥村　循環器系の医者が目の敵にするコレステロールも免疫機能にとっては非常

に大切なものなので、コレステロール値が多少高くても気にしなくていいんですよ。というのも、コレステロールは細胞膜や各種ホルモンの原料にもなるので、免疫機能を保つのに非常に大切な成分なのです。さらには強い血管をつくるのにもコレステロールが不可欠です。

母親が赤ちゃんに与える母乳は、コレステロールを含む中性脂肪の宝庫です。この母乳を飲んでいる赤ちゃんはコレステロール値が高く、感染にも強い体になっています。だから、離乳食を食べ始めて母乳を飲む量が減ってくるころになるとコレステロール値が下がってきて、ノロウイルスやロタウイルスなどウイルスに感染しやすくなり、しょっちゅう発熱したり下痢をしたりするのです。とはいえ、この乳児期にさまざまなウイルスに感染しておくことで免疫力が養われていくので、この時期の試練も大切なのですが。

和田　そもそも、コレステロールの正常値というのは、いまだに判断がわかれるところだと聞きますが。

奥村　そのとおりです。数値をどう判断するかは難しいところで、どの医師も、「これが正常値だ」と言い切ることはできないのではないかと思います。それくらい幅が広く曖昧な部分の多いものなのですが、健康診断などでは一応の基準値として総コレステロール値を220㎎／dL未満としています。

心臓に疾患を抱えている人にとっては高いコレステロール値はあまりよいものではないかもしれませんが、コレステロール値が低くなると免疫力が下がりますから感染にも弱くなります。「コレステロール値が高めの人は、活発でエネルギッシュ、人間的にも魅力のある人が多い気がする」、なんてことを言う上場企業の役員の方もいますよ。そして、心臓さえ悪くなければ、コレステロール値は300㎎／dLくらいあっても問題ないと考える研究者も少なくありません。むしろ低すぎるほうが問題です。

実際、コレステロール値が200㎎／dL以上の人と、それ以下の人のグループに分けて寿命を調べた研究があるのですが、高いグループのほうがずっと長生きしていたといいます。さらに、発がん率もコレステロール値の高いグループのほうが圧倒的に低かったのです。

コレステロール値が低いと血管も脆くなりますし、免疫力も低下する。よいことは何もありません。コレステロール値を薬などで無理やり下げると、発がんのリスクも高まるということが知られています。

和田　年をとればとるほど免疫力は低下しやすくなるので、コレステロール値は高めのほうがいいということですよね。

奥村　そのほうが免疫力は高く保てますからね。もう一つ付け加えておきたいのが、コレステロールはよく善玉コレステロール（ＨＤＬ）と悪玉コレステロール（ＬＤＬ）という分類のされ方をしますが、この名称も大きな勘違いだということです。

ＨＤＬは脂肪が少なめでたんぱく質が多く、余分なコレステロールを肝臓に回収する役割を担っています。一方、ＬＤＬは脂肪分が多くてたんぱく質が少なめ。

そして、血管を通じて体の各組織にコレステロールを運びます。回収するものが善玉、体に運ぶほうが悪玉と呼ばれているので、このネーミングにはコレステロールは悪いものだという発想が根底にあると思われますが、それは正しくありません。

コレステロールは細胞膜の原料であると言いましたが、体内の各組織になくてはならない成分なのです。そのために、体内のすみずみにまで届けてくれるLDLの役割が非常に重要です。まるでHDLならば高くても大丈夫だけれど、LDLは低ければ低いに越したことはない、というような誤解を招きやすい名称は、大きな間違いであることを指摘しておきたいと思います。

食べたいものを美味しく食べる

和田　結局のところ、体にいい食べ物、悪い食べ物という発想からいかに自由になれるか、ということだと思います。ジャンクフードのポテトとハンバーガーばかりを食べ続ける、なんていう極端な食生活でない限り、いわゆる常識の範囲でバランスよく美味しく食べるのに越したことはないわけですから。

奥村　本当にそうですね。それなのに、さまざまな健康情報に躍らされて、炭水化物を減らすとか、低脂肪の食事を心がけるなんていう余計なことをしたうえに、なんらエビデンスもないサプリメントなどで栄養を補おうとする。脳にいいとか、目にいいとか、骨が強くなるとか、腸内環境が整うとか、実にさまざまな効能を謳ったサプリメントが山のように売られていますが、あんなものを一つも飲まなくても人間の寿命なんて変わりませんよ。

ところが、いまや日本のサプリの市場規模は1兆円を超えているでしょう。すさまじい勢いですよね。アメリカのクリントン元大統領の妻で、大統領候補にもなったヒラリー・クリントン氏は、かつてアメリカのサプリ市場があまりに巨大になっている状況を受けて、本当に科学的な効果があるのかどうか、かなりの規模の国家予算を使って各研究機関に徹底的に調べさせたことがありました。サプリメントだけでなく、鍼や灸なども含め、世界中のさまざまな健康療法を徹底的に調べさせました。結論は、「ビタミン以外に、寿命を伸ばす効果を科学的に証明されたものはない」というものでした。ビタミンだけは、ある程度の効果が認められる。しかし、それ以外は何ら効果がないという結論だったのです。

和田　プラセボというか、暗示的に安心感を得るという部分はあるかもしれませんが。

奥村　そうなんです。鍼や灸には3000年もの歴史があるわけですからね。効果があると感じる人がいたから、これだけの年月生き残ってきたのだとは思います。つまり、1000人に一人か、あるいは500人に一人か、効果を感じる人がいた。ここから先は、これからのサイエンス、遺伝学の領域になっていきます。どういう人には効果が実感できたのか。その要因は何なのかということの解明が今後は進んでいくでしょう。

要するに、客観的なエビデンスの有無というよりも、自分自身が効果を感じることができたかどうかで考えればいいのだと思います。それで気持ちが安心したとか、なんとなく体の緊張がほぐれたとか、そうした効果を感じることができれば、別に科学的に寿命が伸びようが伸びまいが、本人の幸せには関係ない、とも言えますからね。

和田　無農薬野菜の是非についての考え方も同様ですよね。もちろん、残留農薬が少ないに越したことはないのですが、一方で、農薬を使わないで育てられた野菜には、植物が害虫の攻撃を受けたときに体内で生成する生態防御物質が多く含まれており、それが人間にとってある種のアレルギーの原因になる、といったような指摘もあります。それならば、農薬を使用して栽培された野菜のほうが安心だと短絡的な結論に走る人もいますが、そういうことではなくて、どんな食材にも、それぞれに一長一短があり、100%の安全もなければ100%の危険もない、ということだと思うのです。

体にいいから食べる、というのではなく、美味しいから食べる、という気持ちで食べるくらいがちょうどいいと思います。無農薬有機野菜は味が濃くて美味しいものが多いですから。あるいは、生産者さんと知り合いだから、というようなこともいいでしょう。つくった人の顔が見える食べ物は、なんとなく気持ちも安心するし、美味しく感謝しながら食べることができるでしょう。毎回、ちょっとでもネガティブな情報を仕入れたとたんに放り出していたら、食べるものがなくなりますよ。

奥村　おっしゃるとおりです。結局のところは、自分の本能に素直になって、食べたいものを美味しく食べる、できれば気の合う人と一緒に楽しく食べる、という基本のところに落ち着きますね。

第七章　免疫力を下げないための生き方

コロナ禍で日本人の〝心の免疫〟は焼け野原状態

和田　とにかく今回のコロナ禍で、この社会の窮屈さが可視化しましたよね。日本社会の負の部分が非常によく見えてきたと思います。マスクがその象徴のようなものです。もう屋外では外していいですよ、と言ってもらわなければ外さない。外していいよと言われても、周囲の目が怖くて外せない。あるいは、マスクをしていることで安心を得られていると思っている。

そこの根底にあるのは、他人をばい菌と見なす感性です。周りの人に対して、「お前らがコロナに感染しているんじゃないか」と感じている。「人を見たら泥棒と思え」じゃないですが、「人を見たらばい菌と思え」とでもいうべき発想ですね。ですが本来、心によいのは「渡る世間に鬼はいない」という発想です。

奥村　そういう考え方は大事ですね。同じ物事でもどのように感じるか、どう考えるかによってストレスを受ける度合いは全然違いますから。ものを食べる時だって、気の合う愉快な仲間と食べていたら、別にそれほど豪華なものじゃなくても「美味しいね、幸せだね」と笑い合えるでしょうが、どんなご馳走が出された としても、もしも天皇陛下の隣にでも座らされていたら、あまりの緊張に味わう どころじゃなくて食べた心地もしませんからね。栄養にもならないでしょう。

和田 そうですね。心の栄養にもなりません。

奥村 心の栄養は大切です。コロナでとにかく人とはソーシャルディスタンス、触れ合わないことが一番の予防だなんていうことになってしまった。ただでさえ人間関係が希薄になってきていた日本社会で、ますます人と人との距離が開いてしまいましたよね。心がカラカラに干上がっている人も多いんじゃないでしょうか。

和田 できるだけ身体接触しない、握手もダメ、ハグなんてもっとダメですからね。電車の中でもできるだけ隣に人がいない席に座るとか、隣に誰かが座ったら立ち上がって移動するとか、一時期異様なほどナーバスな人が増えていました。

今も車内で誰かが咳《せき》やくしゃみでもしようものなら、空気がさーっと緊迫したりしますからね。ものすごい目で睨む人がいたりとか。コロナが終息したあと、日本人の心の免疫は焼け野原状態になっているのではないかと心配です。

正解を求めすぎようとしない

奥村　やはりストレスから心身を守るためには、ユーモアの精神、楽しもうという心持ちが非常に大切だと思うんですね。先ほど、ゲラゲラ笑うと頭の中が白くなってNK活性が上がるという話をしましたが、実際に「がん患者がコメディー映画や落語を楽しむと、NK細胞の活性が上昇した」「アトピー性皮膚炎の患者さんも、笑うことで治りが早くなる」など、笑いが免疫細胞を活性化させるということが世界のあちこちで報告されています。

2年以上もマスクで隠し続けたことで表情筋がこわばったままになっている人も少なくないと思いますが、ぜひ、気がついたら口角を上げてみる、ということから実践してみてはどうでしょう。そんなに難しいことではありませんから。そして、体に関するほとんどのことは、くよくよ心配してあれこれ余計なことをしなくても、放っておいても自律神経がバランスをとってうまく回してくれますから、難しく考えすぎないことです。

腸を健康にするための腸活なんていうものもあるようですが、基本的に何も自覚症状がなければ、それは腸がうまく機能しているということです。もしも不調があれば、グルグルと鳴ったり痛みが出てくるなど、必ずシグナルを送ってくれますから、そうなったらケアしてあげればいい。痛みも何も出ていないのに、それ以上の健康を求めて余計なお手入れをする必要はないでしょう。

和田　正解を求めすぎようとしない、ということですね。そうすれば、マスク警察だとか自粛の強要みたいな不思議な行動をとる人もいなくなるでしょう。

奥村　本当にそうです。完璧な人、聖人君子になる必要はないのですから。誰かの悪口を言うのも実はいいストレス発散になるんですよ。お酒を飲みながら愚痴を言ったりすると、すっきりするでしょう。

和田　悪口を言ったあとに自己嫌悪に陥ると言う人もいますが、そういう人は、自己嫌悪に陥っている自分というのは自身をちゃんと客観視できる人間なんだ、と考えてみればいいんですよ。これは認知療法の基本なのですが、マイナス思考をプラス思考に変えなさいというのではなくて、ちょっと別の考え方をしてみたら違う可能性が見えてくるよね、というもの。失恋した人に、「きっと次にいい出会いがあるんだからプラスに考えなさい、まだまだ幸せが待っていると思いなさい」と言ったって、思えるわけがありませんよね。そうじゃなくて、まあ、気兼ねなく一人飯を楽しめるようになったか……ぐらいに思っていれば、とりあえずは多少は気持ちが切り替わるだろうということです。

奥村　ちょっとは自己嫌悪したり反省したりするのも、いい刺激になると思いますよ。常に自分の現状に満足して安穏としているよりは、時々、自分のことが嫌いになるというのも、ある種の「よいストレス」になって免疫活性も上がるんじゃないでしょうか。とにかく、日本社会には、「ポジティブにならねば」とか「反省せねば」といった「〜せねば」気質の人が多いですから、まずはそこから自由になることですね。

社会貢献で気分を上げる若者たち

和田　真面目カルチャーからどれだけ自由になれるかということですね。2018年から小・中学校で道徳が教科化されて、ほかの科目同様に成績評価されるようになりましたね。でも、道徳みたいなことを学校で教え込もうとするのはメンタルにとって相当に悪いことだと思います。日本人は道徳を教科にしなくても、電車に乗るときもきちんと列に並ぶじゃないですか。とにかくルールを守ることに熱心だし他人にも守らせようとする。同調圧力がただでさえ強い社会でさらにこれ以上道徳教育を強化したら、よけいにうつ病を増やすだけだと思っています。

奥村　道徳というのは、つまり「道」と「徳」なわけですね。「道」というのが、いわゆる、人には親切にしましょうとか、列に並びなさいとか、親孝行しましょうとか、そういうことを教え込むもの。「徳」というのは、たとえば岸田総理や安倍元総理のようなポジションにある人たちが、どれだけ立派なことをするか、ということなんです。ところが、日本では「徳」のほうはてんでおろそかになっているのに一般の市民に「道」だけを熱心に説くというのは、一体どういうことなんだろうと思いますね。

和田　そうですよ。もしも道徳の教科書をつくるというのであれば、海外の資産家はこれだけの寄付をしている、といったようなことを書けばいいと思います。ノブレス・オブリージュ（社会的な地位のある人は果たすべき社会的責任や義務があるという欧米の道徳観）というものの大切さを、子どもの頃から教えていけばいい。旧統一教会問題みたいなことが長年問題視されてきて今なお政治とこれだけ癒着していたという徳のなさが、この国の悲劇なわけですから。

奥村　本当にそうですね。

和田　一方で、最近のスタートアップの若い人たちのなかには金持ちになることそれ自体が目標というよりも、社会課題を解決していくためのソーシャルビジネスという意識を持っている人が多くなってきた気がしますね。海外の若い起業家などはとくに、困難を抱えている人たちにポンとまとまった寄付ができるくらいになりたいと思ってビジネスを始めたりしています。やっぱり求められているところに対して寄付ができるというのはすごくクールですし、そういう行為をすると非常に気分がよくなるでしょう。社会の課題解決に自分が少しでも貢献できたのではないかという気分のよさは、きっと心の免疫にも体の免疫にもいいことだと思います。

奥村　それはすごくいい話ですね。クラウドファンディングなどのシステムが一般的になって寄付のハードルが下がったことは、ある意味で、それぞれができる範囲で自分の持っているパンを分け合いやすくなったということでしょうね。こども食堂などが一気に広がったのも、そういう文化が根付いてきたということかもしれません。

人はしてもらうだけでなく、誰かに何かをしてあげられるときに自分の心にいい栄養をあげている気がしますね。自己満足とか同情とか、そういうことではなくて、自分の心の栄養のために少しばかりの寄付をしてみる。そういう考え方は、とてもいいかもしれません。

恋愛とセックスの効用

和田 ところで、何歳になっても恋をしている人というのは、幸せホルモンとも呼ばれるセロトニンが分泌されて、免疫力も高く保たれているような印象があります。近年話題の渋沢栄一さんなども、非常に女性関係が華やかでお子さんもたくさんいたことで知られていますよね。倫理的な問題はさておき、男性ホルモンが高いと免疫も活性化するだけでなく、筋力にもよいそうですし頭もよく働くようになる、ということは言えるでしょう。

奥村 間違いありませんね。セクシュアルアビリティ、性的な機能が元気であるということは、男性も女性も健康のバロメーターです。そのうえで実際の機能がアクティブでなくなったとしても、人肌恋しいとか、そういった感覚はずっと残りますし、とても大切なものだと思います。

高齢者ホームでも、性的機能どころか基本的に寝たきりに近いような状態になっている男性でも、女性の入居者さんからとても人気を集める、というタイプの人がいるようです。あるホームではそうした男性のベッドには、入居者の女性たちがいつの間にか入ってきて一緒に添い寝をしている、というようなことがしばしば起きていたといいます。何をするわけではなくても、寄り添って体温を感じているだけで癒やされる、ほっとする、心地よい。そういう情感は、人が生きていくうえで欠かせないものなのではないでしょうか。

和田　好きな女性をめぐって男性同士がバトルの火花を散らしたり、いい男性をめぐって女性同士が競い合うなんていうのは、アグレッシブなストレスで免疫がバンバンと活性化されそうですよね。もちろん失恋したら痛手でもあるんですが、それも一つの刺激にしていけばよいと思います。

奥村　先日、心理学を専門としている人とお話をしたのですが、彼が言うには、殺人の多さと社会のセクシュアルアビリティの高さには相関関係があると言うのです。もちろん、殺人が多い社会なんていいものではないのですが、一方で動物の殺し合いというのは、原則的にメスをめぐるオス同士の殺し合いが一番多いと言うんです。種の保存を賭けた生存競争のようなものでしょう。そして、人口が増えている国は南半球に多いわけですが、それらの地域では比較的殺人も多いということでした。

一方の日本では、近年どんどん殺人事件が減っています。私の子どもの頃には、人が殺されたといっても、そんなことは日常茶飯事という感じでそうそうニュースにはなりませんでしたが、今は人が人を殺すと大騒ぎになります。殺人事件が減少しているのと比例して、人々のセックスの回数もここ数十年で10分の1ほどに減少しているそうです。当然ながら少子化も進みます。殺人が減ると人口も減少する、殺人が多い国は今も人口増加が続く、というのがその専門家の方のレポートだったのですが、なるほど、と思いました。

もちろん殺人を肯定するのではありませんが、動物的な衝動がどんどん弱まっていることと少子化との相関性という分析は非常に興味深いものがありますね。

和田　日本の場合は、ある時からとにかく競争を否定する社会になりましたからね。成績を貼り出すと競争を煽《あお》るのでやめましょう、運動会で順位をつけるのはダメな子が傷つくからやめましょう、とおかしな平等志向が蔓延していきました。挙げ句の果てには、学芸会ではできるだけ主役をつくらないようにしましょう、なんていうこともあったようです。

ですが心身への適度なストレスが免疫活性には必要なように、人間社会にもある程度の競争は必要だと思うのです。その競争の尺度は1種類である必要は全然なくていいわけです。勉強は苦手だというヤツが水泳だけはむちゃくちゃうまかったり、コミュ障なんだけれども読書量が半端ないヤツとか、話がものすごく面白いヤツだとか、それぞれがそれぞれの持ち味を見せながら人と競い合って、勝ってうれしかったり負けて悔しかったりした経験が、社会に対する免疫力を育てていくんじゃないかと思いますよ。

奥村　まさにそうですね。恋愛関係もそうでしょう。相手を殺すまではしなくても、なんとかして好きな人を手に入れたいというアグレッシブなストレスが、ある程度は必要なんだと思います。

愛妻健康法のススメ

奥村　異性との関わり合いの効能という点では、パートナーとの生活が男性の寿命を伸ばしているということについても指摘しておきましょう。

厚生労働省の人口動態調査の結果から「独身男性は、妻のいる男性に比べて、14年も平均寿命が短い」ことが導き出されています。離別した男性も独身男性ほどではありませんが、平均寿命が9年ほど短くなっていました。

興味深いことに、女性のほうはといえば、わずか2、3年ではありますが、夫のいる女性に比べて未婚者や離別者のほうが平均寿命が長いという逆の結果が出ています。単純に婚姻歴のみを寿命の長短の要因と判断するのは短絡的ではありますが、なかなか示唆に富んだデータです。男性にとっては妻との生活が寿命を伸ばし、女性にとっては夫と別れたほうが長生きできそうだという、現実の一端が見えるようです。

熟年になっても愛する妻と仲良く暮らしたい。なぜなら、料理も掃除も、家のこと、身の回りのことはすべて妻がやってくれるし……などと考えている男性がいるとしたら、早めに気持ちを入れ替えたほうがいいでしょうね。

愛する妻はあなたとの生活にストレスを感じ、もっと自由にのびのびと暮らしたいと思っているかもしれません。あなたが熟年になってからも奥さんと仲睦《なかむつ》まじく、お互いの免疫活性を高め合いながら生き生きと暮らしたいと思うのならば、「任せっきり」「頼りきり」の姿勢を改める必要がありそうです。妻をいたわり、あなたが妻のストレスの原因になることのないよう相手を気づかい、それを行動に移す努力が必要でしょう。それがめぐりめぐって、妻と夫、双方の健康を促進することになりそうです。

私の知り合いにも、こうした「愛妻健康法」を実践している人がいます。

仕事が終わるとぱっと帰宅。お互いに無理のない範囲で家事を分担。夕飯どきには晩酌を楽しみながら、お互いにその日の出来事を報告し合ったり、愚痴を聞き合ったり。心と体のスキンシップを怠らないので、年々、仲睦まじさが増していくようです。

和田　一方で、独身の人のなかには自分はカネもないし異性とは無縁だからもう恋愛も結婚も諦めました、なんていう人が少なくありませんよね。独り身の気ままさというのもあるとは思うのですが、できれば恋をして、セロトニンをたっぷり分泌させていったほうが生命力につながっていくように思います。

今は生涯学習の場もいろいろありますし、積極的にセカンドライフを楽しもうとしている人たちが増えています。Ｚｏｏｍなどのオンラインツールを駆使したグループ学習や地域の合唱サークルなど、新たな人との出会いを広げる場所はいくらでもあります。そういうところで出会いを広げて、異性の知り合いを増やしていくというのも悪くないと思うのですが。

効率と生産性だけを偏重する社会の弊害

奥村　あれやこれやと、思いつくままにお話ししてきました。脳天気だな、現実はもっと厳しいのに、と思われた方もいるかもしれません。たしかに、完璧主義にならず気楽に考えよう、不真面目になろうと言ったところで、現実には、歯を食いしばらないと乗り越えられない、と思わされるような厳しい局面がいくつも訪れます。人生を長く生きれば生きるほど、楽しいことよりも過酷なことのほうが多くなってくるというのが多くの人の実感かもしれません。

和田　今の時代はあらゆることに効率化が求められて、人間も生産性で数値化されることが増えましたよね。

人口が右肩上がりだった時代は十分に大きなパイがありましたから、みんな他人のパイの大きさなんかにいちいち目くじらを立てませんでした。ところが、人口減少に歯止めがかからず、少子化と高齢化が加速度的に進む今、市場の先細り感も相まってパイが小さくなっていくことへの強い危機感を抱くようになっていると感じます。

パイが十分に行きわたらないかもしれないという疑心暗鬼から、あの人のパイは自分よりちょっと大きく見えるとか、あの程度の働きしかしてない人にあんなパイは分不相応だなどと言って、他人の生産性と手にしたパイの大きさについて、あれこれといちゃもんをつけるような人が増えてきました。ＳＮＳがそうしたバッシングを加速させたことは明らかです。なんとも息苦しいことですよね。

そういう空気の中で超高齢社会を生き抜くというのは、しんどいと思います。スーパーシニアとしてバリバリと活躍できる奥村先生のような方はそう多くはありません。「生産性」というもっともらしい言葉を持ち出されると当然ながら、多くのシニアは若い頃よりもいろいろな意味で「生産性」が落ちていくものです。もちろん「生産性」が落ちてしまうのはシニアに限りません。「生産性」が低下するリスクは人生につきものです。いつ何時、思いがけず心身の不調に見舞われたり不運に遭遇したりして、仕事ができない状態になるかもしれず、そもそも、その「生産性」を測る尺度が、通り一遍の画一的でお粗末なものであるのは大きな問題です。

とはいえ、こういった空気が蔓延していくと、「長生きしてすみません」「社会のお荷物になってすみません」というような、まさに現代版「楢山節考《ならやまぶしこう》」の世界になりかねません。

奥村　せっかく頑張って元気に生きてきて人生のゴールがそんなことでは、寂しすぎますね。

和田　本当にそうです。だから、2022年のカンヌ国際映画祭「ある視点」部門に選ばれた映画『PLAN75』のような作品が話題になったりするのでしょう。この映画は、75歳以上の高齢者は自分で死を選べるという法律が施行された架空の日本社会を描いた意欲作でした。肩身の狭い思いをしている高齢者たちが、ややデフォルメされて描かれていましたが、人が生きること＝社会に貢献すること、といった図式を無邪気に受け入れてしまう日本社会の不気味さが現れていたと感じます。

探求心の赴くままの研究者人生

奥村　本来、一人ひとりの存在と社会の貢献度なんて、紐《ひも》づけて考えるものじゃありませんね。社会を維持させるために人がいるわけではなく、一人ひとりがよりよく生きられるように社会システムが設計されているわけですからね。

私も免疫という分野にのめり込んで研究を続けてきましたが、それも何か社会貢献しようなどと大上段に構えてやってきたわけではありません。

免疫は心臓や肺、胃、腎臓などの目に見える臓器と異なり、その存在を実体を伴って感じることはできません。しかし、二章でも繰り返し述べたように、免疫は神経や内分泌とともに、人間の体の中枢を司る大型百貨店の取締役会のような存在なのです。目で見えやすい各臓器ばかりが、きらびやかなブランド品売り場のように目立っていますが、全体の司令系統を統括している取締役会としての免疫の存在はきわめて重要です。

心臓のように止まった瞬間に命が終わる臓器とは異なり、免疫がゼロになっても即死するわけではありません。しかし、免疫がゼロになれば1～2週間ののちに、細菌やウイルスなどの感染症によって人は確実に亡くなります。

では生物にとって、外敵から身を守るために免疫機能は必要不可欠なのかといえば、ミミズやナメクジなどのように免疫機能が何も備わっていないのに、ばい菌だらけの土の中で逞《たくま》しく生きられる生物もいるわけです。ということは、免疫機能が必要な生物と必要ではない生物がいるということ。単細胞のアメーバから、哺乳類であるヒトまで、細胞の種類や数、複雑さもまったく異なる生物がいると考えると、複雑に分化した機能を全体として統制するために、神経、内分泌とともに免疫機能が重要な役割を果たしているのではないか。つまり、細菌やウイルスからの防御というのはある意味二次的な役割であって、免疫機能は自分の体の内部をすみずみまで把握し統制するために発達してきたのではないか、と考えられるわけですね。考えれば考えるほど興味深く奥の深い世界です。

人が心身ともに健やかに生きていくために欠かせない免疫ではあるけれども、免疫は過剰な反応をすることによっていくつもの難病の原因になってしまうこともある。神経や内分泌と関わりながら体のあらゆることを調整していく複雑な免疫のしくみの解明は、まだまだ道半ばですよ。1つ解明されると、さらに解明したくなる新しいテーマが目の前に広がっているんですから。心臓や脳の医者と比べると免疫の医者なんて、よくわからないことを「趣味」でやっているみたいだと、プライベートの友人たちにからかわれることもありますが、それも実は的外れでもないかもしれません。

免疫というフィールドほど私を夢中にさせてくれるものはありません。社会貢献せねばとか、医師として立派なことをせねばといった真面目なモチベーションではなく、自分の探究心の赴くままにここまでやってきただけなんですよ。

和田　いいですね。やりたいことをやって、言いたいことを言う。他人からの批判や評価に振り回されるのでなく、自分の好奇心の赴くままに誰もが生きられる社会であったらいいなと思います。

私も言いたいことを言い続けてここまできました。もちろん批判されることもありましたし、テレビ番組から一切呼ばれなくなる、なんていうこともありました。それでも比較的自由に生きさせてもらっていると思います。

とはいえ、もちろんそれなりのストレスもありますし、血糖値も高いですし、お腹もしょっちゅう下し気味ですし、体調が万全とは言えません。

奥村　下し気味はまだいいんですよ。高齢になると、便秘で悩む人が非常に増えますから。下痢のほうがまだいいです。

和田　そうなんですね。そのうえ、健康のためには納豆を食べたほうがいいというのは頭ではわかっているんですが、僕自身は関西出身で納豆が苦手だったりして。でも、納豆を食べるのは健康にいいけれど、納豆を食べないからといって体調が悪くなって寿命が縮まるわけでもない。嫌いなものを食べるストレスのほうが大きいから、いまだに食べません。

寿命が伸びたり縮んだりする要因はそれこそ山のようにあって、一つひとつ精査なんてできるわけもないですしね。今は厳しい時代かもしれないけれども、いつどのような時代にあっても、人間の生命力は自分でコントロールしようもないところで、免疫系や神経系などによって無意識下に調節されながら、たくましく機能していくのだろうと思います。

奥村　まさに、おっしゃるとおりですね。

あとがき

私は臨床経験がなく、基礎医学の面から医学を学ばせていただいており、少しかみ合わない対談になったことをお許し下さい。

この対談をしている時（2022年8月）は、爆発的に新型コロナ感染者が増え、マスコミの報道が大変賑わしい最中でした。

英語では普通の風邪を「コールド」（Cold）、インフルエンザを「フルー」（Flu）と、使い分けています。先人が、スペイン由来のインフルエンザをスペイン〝かぜ〟と訳したため、今でもインフルエンザと風邪を混同している方もおられます。

普通の風邪ウイルスはアデノウイルス、ライノウイルス、そしてコロナウイルスなど40種類以上あり、これらが原因で人間が死ぬことはほぼありません。発熱しても解熱剤を服用すれば、試験や仕事もできるでしょう。一方、インフルエンザウイルスはA型、B型、C型の三種類と少なく、強い病原性を持ちます。気管支炎、肺炎、細菌性脳炎などの合併症を引き起こし、体力のない幼児や高齢者が亡くなることもあります。さらにめまいや意識障害など神経症状が出るので、熱を下げても勉強や仕事をこなすのは難しい。

インフルエンザのように人を死に至らしめる強力なウイルスには、ワクチンがつくられています。ワクチンとは、たとえるなら〝軍事訓練〟のための〝仮想敵〟。すなわち弱い病原体を体内に注入することで「免疫」をつくり、いざ本物が来たときに感染しにくくしているのです。スペインかぜに代表されるように、ワクチンがなかった頃はインフルエンザウイルスで大勢の命が失われました。

コロナウイルスは普通の風邪ウイルスの一つで、「新型コロナウイルス」は文字どおり、その「新型」。いつもみなさんが感染している風邪ウイルスより、病原性がやや強いものです。といっても、同じコロナウイルスのＳＡＲＳ（重症急性呼吸器症候群、致死率35％）やＭＥＲＳ（中東呼吸器症候群、致死率10％）ほどではありません。

「ＰＣＲ検査を受けられない〝隠れ感染者〟が多くいる」というのは、「毒性」の低さを表しているのでしょう。

ほとんどの人は普段の風邪と同じように1～2週間程度で免疫ができ、治癒します。ただ幼児や高齢者など、免疫力の低い人が重症化することはあります。

また、健常な方のなかにも２００人に一人くらいは、遺伝的に免疫のでき方が弱い人（Low responder）がいます。そういう方は重篤になる危険性があります。

日本は〝医療崩壊〟を防ぐため、感染者をなるべく出さないこと（感染拡大防止）に主眼を置き、外出やイベントの自粛、自治体によっては休校措置の延長といった対策をとってきました。

こうしている今も軽症者や無症状者が学校や職場、公共交通機関でウイルスを拡散しています。

では、新型コロナウイルスに対抗するために最も有効に働くものは何なのか。それは「免疫」です。特効薬が開発されていない以上、免疫しか頼りになりません。ウイルスに感染すると1～2週間で抗体ができて免疫が生じます。ウイルスはこれで撃退される。インフルエンザのように強いウイルスであっても、それは変わりません。免疫のいちばん利口な面です。

インフルエンザは11月下旬に渡り鳥がウイルスを運んできて、感染者が爆発的に増えていく。ところが、春が近づくと発症率がガグンと下がる。治癒した人は免疫ができ感染しないので、感染拡大に歯止めがかかるのです。

健常な方たちもあちこちで多かれ少なかれウイルスに暴露されており、知らず知らずにある程度免疫ができています。これを「集団免疫」と言います。目には見えない体の免疫のありがたさです。

新型コロナウイルスが全国に拡散されていくと、やがて無症状者・軽症者・重症者が出切って免疫のおかげで終息していきます。しかし、集団免疫が成立するまでには少なくない犠牲者が出ます。医療崩壊を起こした欧米を見て、戦々恐々とされている方もいるでしょう。しかし、日本では毎年、数万人が風邪やインフルエンザを悪化させた肺炎で亡くなっています。インフルエンザだけでも、2019年1月だけで1615人、一日当たり54人の命が失われているのです。

それでも日本の新型コロナウイルスによる致死率は、他国と比較してかなり低い。まず、国民の栄養状態もよく、日頃の衛生知識の高さに加え国民皆保険制度によって普通の風邪でも病院へ行く習慣があり、病気を患っても完治させている人が多い。さらに経済格差も小さく、ファクターXもへったくれもありません。

一方、皆保険制度がなく経済的格差が大きい諸外国では毎シーズン、インフルエンザで1万2000人以上が亡くなっています。

このような観点を踏まえたうえで、過度な〝自粛〟については再考の余地があるとも言えるでしょう。和田先生のご指摘のとおり、過度な自粛による精神的なストレスは免疫機能にも悪影響を及ぼします。

免疫力を担っているのはリンパ液や血液中の白血球です。そのなかにはマクロファージ、顆粒球、リンパ球が存在しますが、外から侵入したウイルスを処理する主役はリンパ球です。

免疫も、外来の病原体が、細菌のように大きくなると意外と無力な面も見られます。たとえば、結核菌に対するワクチンがBCGですが、いくらBCGを接種してツベルクリン反応が陽性の方でも、排菌している方の咳一発で感染します。一般に細菌のように大きな病原体には、あまり免疫は当てになりません。しかし、免疫が無力な面に関しては、抗生物質という武器があります。逆に小さなウイルスには抗生物質は無力ですが、そこは利口な免疫の出番です。

リンパ球はウイルスを記憶し、二度と侵入されないように記憶する。これを「獲得免疫」といい、一般的に「免疫」と呼ばれるものです。

リンパ球にはT細胞、B細胞に加え、私たちが初めて同定した（Nature 1981）、NK（ナチュラル・キラー）細胞があります。わかりやすくいえば、T細胞とB細胞は外敵と戦う「軍隊」、NK細胞は「お巡りさん」のような存在です。

T細胞とB細胞は加齢の影響を受けません。100歳くらいでもまったく衰えない。その証拠に、本編でもお話したとおり110歳の人にインフルエンザのワクチンを打っても強い効果があります。

一方、NK細胞は最前線で体のパトロールをし、命を脅かさないようなウイルスや、毎日体の中でできているがん細胞を殺すような役割が、知られています。

新型コロナウイルス感染者の大半が無症状か軽症なのは、軍隊が出るまでもなく、お巡りさんのようなNK細胞が対処しているからです。ところが軍隊と違い、お巡りさんは加齢やストレス、栄養状態などでときどき弱体化してしまう。お巡りさんで処理できないときは、いよいよ軍隊の出番です。体の「発熱」は軍隊すなわちT細胞、B細胞が戦っている証拠です。

では重症化を防ぐため、最前線で戦うお巡りさん＝NK細胞を活性化させるのにはどうすべきか。T細胞、B細胞と違い、和田先生のご専門ですがメンタルなストレスでNK活性は左右されますので何よりストレスを溜め込まないことです。また時差などに弱いので、ある程度規則正しい生活をすることです。

興味あることに、NK細胞は逃げようのない状況で受けるネガティブなストレスで活性が下がってしまいます。たとえば健康な動物を狭いところに閉じ込めると下がります。ですから「外に出たくても出られない」と言う状況は、ネガティブなストレスの象徴。この対談で和田先生が御指摘されておりますが、家にいると運動不足になりやすく、生活のリズムも崩れがちです。この本で語られておりますが、心の医学のご専門の和田先生の臨床医としての御経験は、免疫の立場からも大変貴重です。動物実験で実証されているストレスと免疫の関連も裏づけているのです。

2022年9月

奥村 康

和田秀樹（わだ・ひでき）

1960年、大阪府生まれ。精神科医。和田秀樹こころと体のクリニック院長。東京大学医学部卒業後、東京大学医学部附属病院精神神経科助手、米国カール・メニンガー精神医学校国際フェロー、浴風会病院精神科医師を経て現職。高齢者専門の精神科医として、30年以上にわたって高齢者医療の現場に携わる。著書に『70歳が老化の分かれ道』（詩想社新書）、『80歳の壁』（幻冬舎新書）、『老いの品格』（PHP新書）など多数。

・「まぐまぐ！」でメルマガ『和田秀樹の「テレビでもラジオでも言えないわたしの本音」』を配信中。
https://www.mag2.com/m/0001686028
・YouTubeチャンネル：和田秀樹チャンネル2

奥村 康（おくむら・こう）

1942年生まれ。順天堂大学医学部免疫学特任教授・名誉教授。順天堂大学大学院医学研究科アトピー疾患研究センター長。73年、千葉大学大学院医学研究科修了（医学博士）。スタンフォード大学留学後、東京大学医学部免疫学助手・講師を経て、順天堂大学医学部免疫学教授、同大医学部長などを歴任し現職。「サプレッサーT細胞」の発見者。ベルツ賞、高松宮奨励賞、安田医学賞、ISI引用最高栄誉賞、日本医師会医学賞など受賞歴多数。免疫学の世界的権威。

宝島社新書

「80歳の壁」は結局、
免疫力が解決してくれる
（「はちじゅっさいのかべ」はけっきょく、
めんえきりょくがかいけつしてくれる）

2022年10月21日　第1刷発行

著　者　和田秀樹　奥村 康
発行人　蓮見清一
発行所　株式会社　宝島社
〒102-8388 東京都千代田区一番町25番地
電話：営業　03(3234)4621
編集　03(3239)0646
https://tkj.jp
印刷・製本：中央精版印刷株式会社

ISBN 978-4-299-03453-3